ÉTUDE

SUR LES

ONYCHOMYCOSES

TRICOPHYTIQUE ET FAVIQUE

ET LA

PELADE UNGUÉALE

PAR

Le Docteur Henry–Étienne LESPINASSE

MÉDECIN STAGIAIRE AU VAL-DE-GRACE

Ex-interne des hôpitaux de Bordeaux,

Lauréat *(ter)* des hôpitaux (Médailles d'argent 1887, 1888, Prix Levieux 1889),

Lauréat *(quater)* de la Faculté de médecine (deux Mentions très honorables 1885, 1886 ;
deux Médailles d'argent 1887, 1888,

Membre titulaire de la Société d'Anatomie et de Physiologie de Bordeaux,

Lauréat de cette Société (Médaille d'argent 1888),

Assistant de dermatologie à la Polyclinique de Bordeaux.

Prix : 3 Francs.

PARIS

G. STEINHEIL, LIBRAIRE-ÉDITEUR,

2 — RUE CASIMIR-DELAVIGNE — 2

1889

ÉTUDE

SUR

LES ONYCHOMYCOSES

ET

LA PELADE UNGUÉALE

DU MÊME

Kyste de l'ovaire ; torsion du pédicule diagnostiquée ; opération ; guérison ; fièvre typhoïde cinq mois après ; perforations intestinales ; autopsie, en collaboration avec M. Daraignez. (*In Bull. et Mémoires de la Soc. de méd. et de chir. de Bordeaux.* 1888.)

Sur un cas d'ovarite suppurée double avec Salpingite. (*In Bull. Soc. d'anat. et de phys. de Bordeaux.* 1888.)

Ostéomyélite chez un homme de trente-un ans. (Communiqué à la Société d'anatomie de Bordeaux. 1888.)

Kyste de la trompe de Fallope. (Communiqué à la Société d'anatomie de Bordeaux. 1888.)

Sur un cas de fracture comminutive de l'astragale avec luxation par rotation et renversement, accompagnées de fracture de la malléole interne. (*In Bull. de la Soc. anat. de Bordeaux.* 1888.)

Sur deux cas d'anomalies rénales. (*In Journal de méd. de Bordeaux.* 1888.)

Distension de l'S iliaque. (*In Bull. de la Soc. d'anat. de Bordeaux.* 1888.)

Sur deux cas de Tabes, traités par la suspension. (*In Gaz. hebd. des sciences méd. de Bordeaux.* 1889.)

Trois observations d'ataxiques, traités par le procédé de Motchoukousky. (*In Thèse de Bouyon.* Bordeaux, 1889.)

Sur un cas de spleno-pneumonie. (*In Gaz. hebd. des sc. méd. de Bordeaux.* 1889.)

Deux cas de dilatations anévrysmatiques de l'aorte et du tronc brachio-céphalique. (*In Thèse de Vielle.* Bordeaux, 1889.)

Tricophytie unguéale. Érythème tricophytique chronique. (*In Revue de la Polyclinique de Bordeaux.* 1889.)

Sur un cas d'érythromélalgie ou névrose congestive des extrémités, en collaboration avec M. le Dr Auché, médecin des hôpitaux. (*In Revue de médecine.* 1889.)

ÉTUDE

SUR LES

ONYCHOMYCOSES

TRICOPHYTIQUE ET FAVIQUE

ET LA

PELADE UNGUÉALE

PAR

Le Docteur Henry-Étienne LESPINASSE

MÉDECIN STAGIAIRE AU VAL-DE-GRACE

Ex-interne des hôpitaux de Bordeaux,

Lauréat *(ter)* des hôpitaux (Médailles d'argent 1887, 1888, Prix Levieux 1889),

Lauréat *(quater)* de la Faculté de médecine (deux Mentions très honorables 1885, 1886 ;

deux Médailles d'argent 1887, 1888,

Membre titulaire de la Société d'Anatomie et de Physiologie de Bordeaux,

Lauréat de cette Société (Médaille d'argent 1888),

Assistant de dermatologie à la Polyclinique de Bordeaux.

Prix : 3 Francs.

PARIS

G. STEINHEIL, LIBRAIRE-ÉDITEUR,

2 — RUE CASIMIR-DELAVIGNE — 2

1889

INTRODUCTION

De nombreuses monographies ont été écrites sur les lésions unguéales dans différentes maladies. Qu'il nous suffise de rappeler ici les travaux importants d'Ancel, d'Ulmo y Trufin, de Domecq-Thuron, de Prioleau et d'Haza.

Nous n'avons ni le loisir ni les documents suffisants pour entreprendre l'étude si vaste de la pathologie unguéale; notre modeste travail ne laissera entrevoir qu'un petit côté de la question. Notre but principal est de mettre en relief les curieuses lésions que peuvent offrir les ongles sous l'influence parasitaire, car, si plusieurs observations de cette nature courent çà et là dans la science, aucune revue générale n'a encore paru sur ce sujet.

Notre thèse comprendra deux parties essentielles :

Dans la première nous retracerons successivement les caractères cliniques et histologiques appartenant aux onychomycoses tricophytique et favique, et nous compléterons par un chapitre spécial de diagnostic différentiel des onychomycoses entre elles et avec diverses lésions unguéales.

La deuxième partie comprendra seulement l'étude de la pelade unguéale.

Nous devons toutefois faire remarquer ici que, jusqu'à notre époque, la nature parasitaire de cette affection n'a pu être établie sur des bases solides, et qu'il serait par conséquent téméraire d'avancer que les lésions unguéales observées dans la pelade rentrent dans le cadre des onychomycoses.

Ces réserves faites, nous tenons à insister dans ce travail sur ce processus si remarquable, observé dans la pelade. Nous y tenons d'autant plus qu'il vient tout récemment d'être mis en lumière, à l'école de Bordeaux, par M. le professeur agrégé Arnozan.

Que ce maître éminent veuille bien recevoir ici nos meilleurs remercîments pour les excellents conseils qu'il nous a prodigués et les importantes observations qu'il a bien voulu nous confier.

Nous ne devons pas moins de reconnaissance à M. le professeur agrégé Dubreuilh, qui est un guide, aussi savant que modeste, dans toutes les questions de dermatologie. Notre chapitre sur la tricophytie des ongles a largement bénéficié des renseignements précieux qu'il nous a fournis.

Enfin, nous ne saurions trop exprimer notre gratitude à l'égard de notre excellent maître, M. le professeur Picot, qui a dirigé nos premiers pas dans la carrière médicale. En acceptant avec empressement la présidence de notre thèse, il ne pouvait nous donner une marque plus sincère de son affectueuse sympathie.

ÉTUDE

SUR

LES ONYCHOMYCOSES

TRICOPHYTIQUE ET FAVIQUE

ET

LA PELADE UNGUÉALE

CONSIDÉRATIONS GÉNÉRALES

Il est reconnu que les ongles sont de véritables formations épidermiques, et que l'appareil unguéal, dans son ensemble, n'est autre chose qu'une dépendance de la peau.

Aussi, est-il bien naturel de voir se développer sur ces organes des maladies analogues à celles qui se manifestent sur le revêtement cutané.

Comme l'a montré Bazin, un des premiers, les ongles constituent, pour les parasites, un excellent milieu de culture.

« Les parasites pilicoles, dit ce savant auteur, peuvent se développer tout à leur aise dans les cellules intercalées entre la face profonde de l'ongle et les plis et les sillons de Henle, cellules qui occupent la place de la couche génératrice et du corps muqueux de Malpighi, et sont envahies successivement par la kératine. »

Le tricophyton tonsurans et l'achorion Schœnleinii, tous deux parasites des poils et de la gaine radiculaire interne, se développent dans cette couche de cellules et, de là, dans le limbe unguéal.

Ils envahissent l'ongle ordinairement un peu au-dessous du point où son bord devient libre, presque toujours du côté externe, ce qui tient vraisemblablement à la position que les malades donnent à leurs doigts pendant qu'ils opèrent le grattage de leur cuir chevelu, et le parasite, plus ou moins longtemps retenu et immobilisé à cette extrémité du sillon unguéal, se trouve dans les meilleures conditions pour opérer son effraction dans la partie inférieure de la lamelle, à la faveur de quelque solution de continuité, déterminée par l'usure.

Nous devons dire aussi que les parasites peuvent produire indifféremment les deux phénomènes généraux d'atrophie ou d'hypertrophie unguéale.

« Parmi les corps étrangers, dit Hébra, qui, se glissant dans la substance de l'ongle ou au-dessous de lui, le rendent friable et amènent son atrophie, nous avons à citer particulièrement les champignons (onychomycosis). »

D'un autre côté, les parasites qui modifient pathologiquement le derme peuvent étendre leur action sur le lit unguéal, en altérer les papilles et donner lieu à une production épidermique exagérée et irrégulière.

Tel est le processus général qui préside, selon nous, à la pullulation des parasites dans les ongles.

Nous allons d'ailleurs étudier en détail chaque onychomycose et commencer notre revue par le tricophyton tonsurans.

PREMIÈRE PARTIE

CHAPITRE I

De la Tricophytie unguéale.

On sait que l'existence du parasite végétal tricophyton dans les couches superficielles de l'épiderme ou dans les parties annexes d'origine épidermique, telles que les poils ou les ongles, constitue la tricophytie.

Cette dénomination comporte toujours l'idée d'une maladie essentiellement parasitaire.

L'étude des ongles atteints par la tricophytie est de date relativement récente.

Plusieurs auteurs, au début de notre siècle, ont bien parlé de champignons pouvant se développer aux dépens de ces organes, mais ils n'ont pas nettement spécifié la nature de ces parasites.

Il est difficile de savoir s'il s'agit du tricophyton tonsurans ou de l'achorion Schœnleinii.

D'ailleurs, tout ce qui précède l'année 1843 n'a qu'une valeur secondaire et purement rétrospective au point de vue des documents historiques.

C'est à dater des travaux de Gruby et de Lebert, en France,

de Bœrensprung, en Allemagne, què la tricophytie prend place en dermatologie.

Ainsi, Virchow, en 1835, a décrit des onychomycoses, mais il ne sait pas si toutes les formes observées appartiennent au même champignon.

Il a trouvé : 1° un mycélium très dense, à filaments déliés, incolores, à double contour; 2° des spores très fines, à contenu transparent; 3° des filaments plus grossiers, articulés et ramifiés; 4° des filaments plus larges, incolores, à articles courts, supportant des spores volumineuses.

D'après Hébra *(Traité des maladies de la peau)*, on ne saurait admettre, avec Virchow, que plusieurs espèces de champignons coexistent dans un seul et même ongle.

Köbner, qui rapporte deux cas d'onychomycosis tonsurans (*Virch. Arch.*, t. XXII), considère le champignon décrit par Virchow comme identique à celui de l'herpès tonsurant.

En 1862, Bazin, dans ses leçons sur les affections cutanées parasitaires, a cherché à mettre en relief les altérations unguéales produites par les champignons.

Trois ans après, Purser publie deux cas d'onychomycosis.

Hilton Fagge (1870) signale des observations analogues.

A l'Académie des sciences de Bologne (janvier 1876), Ercolani lit un travail sur le champignon parasite de l'onychomycose.

M. le Dr Lailler, dans ses leçons cliniques sur les teignes, accorde une petite place à l'onychomycose tricophytique et favique.

Citons aussi une étude consciencieuse de M. Vidal sur la tricophytie unguéale, parue en 1880 dans la *Gazette des Hôpitaux*.

Enfin, le *Journal des maladies cutanées* (avril 89) renferme des aperçus très intéressants sur le tricophyton des ongles, dus à M. H. Fournier. Il est même à regretter que la dermatologie soit si pauvre en documents de cette nature, car c'est en nous basant sur un petit nombre d'observations que nous allons essayer d'établir sur des bases solides le type clinique de la tricophytie unguéale, qui doit avoir une place bien distincte à côté de l'onychomycose favique.

Le favus et le tricophyton appartiennent à la même famille végétale.

Mais tout différencie l'achorion du tricophyton : forme, grosseur, aspect des filaments mycéliens, rareté des renflements globulaires des extrémités dans le tricophyton, fréquence dans le favus ; enfin, l'aspect et la structure des filaments aériens et sporifères accentuent encore ces différences.

L'individualité du favus et de la tricophytie reçoit ainsi une consécration nouvelle que les faits cliniques enseignent indéniablement.

Le tricophyton tonsurans a donc une existence propre, et les altérations qu'il détermine ne peuvent être révoquées en doute. D'autre part, sa localisation sur les ongles est toute naturelle puisqu'il trouve là, nous l'avons déjà dit, un excellent terrain de culture.

On peut se demander pourquoi les observations de cette nature sont si clairsemées dans la science ; cette rareté est plus apparente que réelle, et elle tient à ce que les malades atteints de ces sortes de lésions sont généralement peu soigneux de leurs personnes et ne se soucient guère de demander conseil au médecin pour une affection qui, le plus souvent, ne leur cause ni douleur ni gêne.

Quelquefois, c'est à l'occasion de l'examen d'une maladie différente qu'on découvre les altérations.

C'est ainsi que M. H. Fournier a constaté un cas de tricophytie unguéale en examinant les doigts d'une jeune fille de treize ans, atteinte de gale.

La tricophytie unguéale est rarement primitive ; elle n'arrive, en général, que très longtemps après celle des cheveux et des poils.

Cependant, les ongles peuvent être altérés tout d'abord par contact direct avec les animaux de l'espèce bovine et équine, chez lesquels la tricophytie se développe essentiellement, contrairement au favus qui apparaît chez les animaux de petite taille (rats, souris, etc.).

Les hommes préposés au pansement de ces bêtes contractent eux-mêmes la tricophytie, qui peut se localiser aux ongles. Ernst, en 1820, au dire de Feulard, a rapporté « le fait d'une jeune fille, qui aurait contracté l'herpès tonsurant en trayant une vache affectée de dartres dans la région du flanc ».

L'envahissement primitif de l'ongle par l'herpès tonsurant est relativement rare, et, dans la majorité des cas, l'onycho-mycose est accompagnée de lésions tricophytiques.

« Mais, comme dit Kaposi, l'herpès tonsurant peut guérir dans l'espace de quelques mois ou de quelques semaines, tandis que l'ongle ne se renouvelle pas complètement dans un si court espace de temps, et que le champignon peut ainsi se continuer d'une manière tenace dans l'ongle qui repousse ; on s'explique comment des onychomycoses de cette nature peuvent se manifester plus tard comme affection indépendante. »

Baum et Meissner (1853), Virchow (1854-1856), Forster (1854), Köbner, Kleinhans et Kaposi ont souvent constaté la présence de champignons dans les ongles dégénérés, en apparence idiopathiquement, dont on n'a pu jusqu'ici expliquer dans quelles proportions ils sont tous identiques à l'herpès tonsurant, ou à quel titre ils en diffèrent, comme on le prétend pour le champignon de Meissner.

Dans beaucoup de cas, un érythème tricophytique ou des squames, dont l'analyse microscopique est soigneusement faite, mettent sur la voie du diagnostic de l'altération unguéale.

Puisque cette maladie est contagieuse, il faut s'enquérir si les ongles n'ont pas été atteints secondairement à une tricophytie de la barbe ou du cuir chevelu.

Le mode d'introduction de spores sous les lamelles de l'ongle est alors le grattage.

Les épileurs à Saint-Louis ont assez souvent le tricophyton des ongles, d'après M. Vidal.

Une fois installé dans l'ongle, comment va procéder dans son évolution le tricophyton tonsurans ?

Nous savons qu'il est placé entre deux lames épidermiques, dont la superficielle est très dure et très épaisse, toutes conditions favorables à son accroissement. Par la pullulation des spores, l'ongle s'altère et s'épaissit. Cet épaississement de l'ongle est très remarquable et très important à noter.

Dans une observation de tricophytie unguéale, que nous avons récemment publiée, il est dit « que les ongles sont très épaissis et leur épaisseur peut atteindre cinq millimètres ».

Envisagés dans leur épaisseur, les ongles tricophytiques se divisent, dans la plupart des cas, en deux couches : une partie cornée, superficielle, compacte, et une partie inférieure friable, fibreuse, en moelle de jonc, facile à dissocier et soulevant fortement l'ongle.

Ils présentent à leur surface un nombre variable de stries transversales et longitudinales, mais ce caractère est loin d'être pathognomonique, car on le rencontre également dans

les affections unguéales, liées aux dermatoses non parasitaires.

Dans la majorité des cas, ces ongles offrent aussi, par transparence, sous la lame cornée, de petits points jaunâtres ou
brunâtres, du volume d'une tête d'épingle ou même plus
petits.

La coloration n'est pas absolument typique dans tous les
cas. Dans certaines observations, le début a lieu sous forme de
ligne noirâtre un peu sinueuse et atteignant assez rapidement
l'union du tiers externe avec les deux autres tiers de la lame
cornée. Puis cette ligne s'élargit, et l'infiltration du parasite se
fait en nappe. D'après M. Fournier, tout d'abord on ne constate
qu'un changement de coloration; les couches profondes de
l'ongle prennent une teinte d'un noir sale tirant sur le vert
très foncé.

Dans leur marche envahissante, les parasites se disposent
souvent en stries longitudinales.

Subissant peu à peu l'infiltration, les ongles finissent par
présenter un aspect très remarquable.

Ils sont comme boursouflés et dessinent des courbes plus
ou moins variées.

Les uns sont courbés suivant leur longueur, l'extrémité étant
relevée ou infléchie vers la pulpe ; d'autres sont courbés sur
les bords en dos d'âne.

Les ongles tricophytiques ont donc leur surface parsemée de
bosselures et d'inégalités.

Au fur et à mesure que s'avance le processus parasitaire, la
distinction de l'ongle en deux lamelles, déjà signalée, s'accuse.
La lame inférieure s'épaissit, devient friable et fibreuse, généralement sans perdre son adhérence avec le lit de l'ongle. La
lame superficielle tantôt se sépare de l'inférieure et se relève
en l'air à son extrémité, tantôt se perfore par places, laissant

apparaître la substance friable qui lui est sous-jacente. Enfin, par l'un ou l'autre de ces procédés, elle finit par être détruite, et la partie inférieure, friable et adhérente, se trouve ainsi mise à nu.

Cette dissociation de la portion unguéale restée adhérente est assez comparable à la dissociation en balai des cheveux tricophytiques (Vidal).

La partie la plus voisine de la lunule est souvent respectée, au moins pendant un certain temps.

Ainsi, sur certains ongles tricophytiques livrés à notre observation, nous avons pu constater que la lunule était rose et ne présentait pas les taches d'un jaune sale qui envahissaient le bord libre.

La portion basale peut ainsi rester longtemps respectée, mais, pour certains ongles, nous avons pu assister à l'envahissement progressif de cette région.

Dans certains cas (Obs. V par exemple), on peut, en quelques mois, voir des ongles envahis dans leur totalité par une lésion qui, au début, n'occupait que l'extrémité. En raison de la longue durée de la maladie et de cette marche envahissante assez rapide que nous avons observée, il est à supposer qu'il se fait des rémissions pendant lesquelles, la végétation étant moins active, l'ongle peut se reformer et reprendre son aspect normal, au moins dans sa partie supérieure.

Ainsi donc, au point de l'évolution de ces lésions parasitaires, pas de règle absolue.

Dans divers cas, les lésions produites par le tricophyton peuvent se localiser surtout à la partie terminale de l'ongle, l'épaississement et l'effritement prédominant au bord libre.

Mais cette marche est loin d'être générale, et comme le tricophyton envahit en somme très rapidement toutes les parties de l'ongle, on peut assister à l'infiltration progressive de la lunule.

Au musée de l'hôpital Saint-Louis, où se trouvent de magnifiques échantillons de tricophytie unguéale, on peut voir (n° 596) deux ongles tricophytiques, avec leur lunule très altérée et la couche superficielle en grande partie détruite.

Au n° 1195, tous les ongles très courts n'atteignent pas le bout des doigts. Toute la surface est effritée.

L'ongle tombe en débris; ces lésions s'étendent jusqu'au lit de l'ongle et jusqu'au repli sus-unguéal.

Au n° 984, au contraire, on constate un simple épaississement, sans effritement.

En thèse générale, quoique très épais, les ongles tricophytiques sont loin d'être durs, et ils offrent plutôt une mollesse et une friabilité exagérées.

N'oublions pas d'ajouter que les parties molles en rapport avec l'ongle (matrice, derme péri et sus-unguéal) ne présentent aucune modification bien spéciale ou caractéristique.

Il peut cependant se faire, comme il est noté dans une de nos observations, qu'il y ait un léger épaississement de l'épiderme avec desquamation, tant au niveau du repli sus-unguéal que des sillons latéraux.

En somme, le tricophyton fait son invasion par les bords, par l'extrémité libre, soit par lignes, soit par amas de différentes formes.

Puis le parasite pénètre entre les lamelles qu'il dissocie; on le voit jusque sous les lamelles les plus superficielles.

Comme nous l'indiquerons dans le chapitre consacré au *Favus*, c'est en sens contraire que procède l'achorion Schœnleinii.

Les caractères macroscopiques, sur lesquels nous avons insisté, suffisent parfois à distinguer les ongles atteints par la tricophytie, surtout quand la teigne tondante se manifeste en d'autres points de l'économie.

Mais l'examen microscopique est éminemment utile pour établir sur des bases solides la nature de la lésion.

Or, que trouve-t-on dans les cas de ce genre?

Les résultats peuvent être évidemment variables, comme d'ailleurs les types des lésions observées au point de vue clinique.

En prenant des fragments d'ongles et en les dissociant par la potasse, on peut trouver isolément des tubes mycéliens, très longs, très fins, formant un réseau enchevêtré entre les cellules kératinisées de l'ongle ou un mélange de tubes et de conidies.

Ainsi, dans les deux cas que nous avons observés avec M. le professeur agrégé Dubreuilh, on ne trouvait que ces filaments rarement ramifiés avec des cloisonnements peu fréquents, et pas de spores.

De plus des coupes de fragments d'ongles, parallèles ou perpendiculaires à la surface libre, ont permis de constater que ce réseau siège surtout dans les parties profondes de l'ongle, qu'il est beaucoup plus rare dans la couche compacte superficielle, et qu'il est généralement disposé en nappes, parallèles à la surface.

Dans son étude sur la tricophytie unguéale (in *Gazette des Hôpitaux*, 1880) M. Vidal insiste sur le peu d'abondance du mycélium tricophytique, et il décrit avec détail des spores de deux à quatre micro-millimètres, arrondies, très réfringentes, très brillantes et se distinguant facilement des spores beaucoup plus irrégulières et plus grosses de l'achorion.

Dans la planche de l'ouvrage de Kaposi (t. II, p. 441) ayant trait à l'onychomycose tricophytique, on trouve figuré un mycélium à cloisonnements plus ou moins rapprochés donnant l'idée de la division en conidies, mais pas de spores libres.

Tout récemment, nous avons étudié des fragments d'ongles recueillis par M. H. Fournier à la consultation externe de M. le Dr Lailler à l'hôpital Saint-Louis, chez une enfant d'une dizaine d'années.

Sur des préparations très nettes à la potasse à 40 0/0, nous avons constaté avec M. Dubreuilh les dispositions suivantes :

Les parasites se présentent avec une abondance extraordinaire, formant de longs filaments ramifiés dans tous les sens, mais non anastomosés, comme on l'a prétendu.

Ces filaments offrent des aspects très variés : les uns sont minces (deux μ de diamètre), ne présentant aucune cloison dans l'étendue d'un champ du microscope.

D'autres, non moins fins, présentent des cloisons largement espacées.

Un grand nombre offrent des cloisons de segmentation très rapprochées.

Le diamètre de ces tubes est de quatre à cinq μ.

Les cloisons sont espacées de cinq à six μ, épaisses, réfringentes, et séparent des segments à peu près quadrilatères, de sorte que le filament dans son ensemble présente des bords à peu près parallèles.

Enfin, on trouve en nombre non moins grand des filaments franchement moniliformes, de cinq à six μ de diamètre, à bords festonnés, constitués par de véritables chapelets de spores arrondies, chacune ayant une membrane à double contour, et un contenu plus sombre.

Ces deux derniers ordres de filaments sont les plus nombreux; enfin, on peut trouver, mais rarement, de petits amas de conidies libres provenant de la dissociation des chapelets déjà indiquée.

On voit donc que, d'après nos analyses minutieuses, la disposition et l'agencement des éléments parasitaires peut être variable.

Dans certains cas, ce qui domine, ce sont les filaments mycéliens ; dans d'autres, c'est le groupement des spores avec quelques filaments.

En tout cas, qu'il y ait prédominance de spores ou de filaments mycéliens, le processus d'infiltration est très rapide, ce qui justifie le fait clinique suivant : la tricophytie a plus de tendance à détruire les ongles que les autres affections parasitaires.

Telles sont les données que peuvent nous fournir les examens clinique et histologique ; elles sont certainement précieuses, mais rigoureusement elles pourraient être insuffisantes, si les altérations unguéales ne coïncidaient pas avec des lésions de même nature siégeant en d'autres points de l'économie.

Nous n'osons pas avancer, comme nous le répéterons au Diagnostic, que la tricophytie présente une marque symptomatique personnelle.

Nous pouvons dire seulement que l'examen microscopique d'ongles ainsi altérés est d'une importance capitale.

Lorsque l'examen microscopique a fixé le diagnostic et que la nature de la lésion unguéale paraît élucidée, que faire pour enrayer l'évolution du parasite ?

Si les altérations des ongles étaient sous la dépendance d'une diathèse, le traitement général pourrait avoir une heureuse influence sur la marche de ces lésions.

Mais ici le traitement local est surtout de mise, et il faut s'adresser de préférence à tous les agents antiparasitaires. Préalablement, il est bon, comme le conseille M. Vidal, de réséquer les parties soulevées.

Lorsqu'on arrive sur les dépôts mycosiques, on fait le grattage de ces foyers eux-mêmes et l'on applique ensuite les parasiticides.

Une curette mince et délicate peut servir de grattoir, mais il est peut-être préférable de se servir d'un vulgaire morceau de verre, qui use parfaitement bien les lames cornées unguéales.

Les liqueurs antiseptiques abondent, et les ongles peuvent les supporter à un titre beaucoup plus élevé que les poils. C'est ainsi qu'au lieu d'employer la solution de sublimé à 1/500, on peut prescrire 1 gramme pour 200 parties d'eau; on peut encore faire des attouchements avec la créosote, l'acide acétique ou la benzine.

M. Vidal a eu recours non sans succès au perchlorure de fer, à la teinture d'iode ou à la résorcine. N'oublions pas d'ajouter que l'école de Vienne préconise l'emploi des antiseptiques en général combiné à la macération de l'ongle au moyen des doigtiers en caoutchouc.

Ce traitement rationnel a donné quelques succès : des ongles, détruits très rapidement par le tricophyton, ont ensuite repoussé, et le processus de dégénérescence ne les a plus envahis.

A la suite de cette revue d'ensemble, nous publions quelques observations, recueillies dans la littérature française et étrangère, en y ajoutant les deux cas qu'il nous a été permis d'observer personnellement, sous la direction de M. le professeur agrégé Dubreuilh.

OBSERVATIONS

Comme nous l'avons déjà signalé, plusieurs cas d'onycho-mycoses ont été publiés par différents auteurs qui n'ont pas suffisamment spécifié la nature du parasite. Aussi, nous nous bornons à enregistrer les cas peu nombreux où le tricophyton a été nettement déterminé et où la description des lésions unguéales est suffisante.

Observation I

Par Purser. (*In Journ. Sc. of Dublin*, 1865.)

Jeune dame, jouissant d'une bonne santé habituelle, et dont l'ongle du pouce gauche présente les lésions suivantes :

Coloration brun sale, avec des striations très accusées ; épaississement très notable de l'ongle, dont l'extrémité libre était séparée du lit par une masse molle, pouvant s'enlever facilement par le grattage.

L'ongle en entier était un peu boursouflé ; ses côtés étaient concaves ; sa surface était très épaisse et marquée de stries transversales ; les stries longitudinales étaient aussi très apparentes ; quoique solide, il était plus cassant qu'à l'état normal ; avait des tendances à se fendre longitudinalement et en écailles.

Près la racine, pas de trace de lunule ; petit abcès à la base, avec la peau du voisinage légèrement rouge et enflammée.

Depuis trois ans, la patiente avait une affection cutanée de nature indé-terminée, limitée à la face dorsale du pouce gauche.

Sans traitement cet érythème avait disparu, et, quelque temps après, la malade s'apercevait de l'état de l'ongle signalé plus haut, de sa coloration et de son épaisseur.

Le changement de couleur et l'épaisseur s'accusaient avec le développement de l'ongle, et, sauf la difformité, il n'y avait aucun inconvénient pour le sujet. Divers traitements avaient été mis en usage sans résultat.

On enleva une portion de cet ongle qui fut soumise à l'examen microscopique : grand nombre de spores et quelques filaments qui ne pouvaient se rapporter qu'à l'épiphyte de l'herpès circiné.

De ce cas de Purser nous pouvons rapprocher la communication faite par Hilton Fagge, en 1870, à la Société médicale de Londres, sur deux cas de parasites des ongles.

OBSERVATION II

Ils concernent la mère et le fils, qui présentent tous les deux des ongles nettement tricophytiques. Ces deux sujets étaient apparentés à une famille dont cinq membres étaient atteints de maladie des ongles.

Chez l'enfant, les ongles étaient décolorés, avec un piqueté blanc, offrant en certains endroits une teinte brunâtre; ces organes étaient épais, mais assez mollasses.

Chez la mère, quelques ongles étaient ramollis à la racine et d'un aspect sale.

Dans chaque cas, l'altération des ongles avait été précédée par de l'érythème tricophytique siégeant aux doigts. Une légère desquamation se remarquait à l'extrémité du doigt et vers la racine de l'ongle.

Les spores étaient très nombreuses, et peut-être un peu plus volumineuses que dans les cas ordinaires de teigne tondante; il y avait aussi des tubes ramifiés.

OBSERVATION III

Köbner. *Onychomycose tonsurante (Archiv. Virchow*, t. XXII, 1862).
Traduction de M. le professeur agrégé DUBREUILH.

Les malades étaient deux sœurs, âgées l'une de six ans, l'autre de huit, et étaient atteintes depuis deux ans d'herpès tonsurant de la tête.

A ma visite du 10 mai 1861, elles présentaient encore sur les pariétaux et l'occipital plusieurs plaques bien développées.

Leur mère faisait remonter à dix mois environ la maladie des ongles.

Elle avait d'abord remarqué de petits cercles rouges et prurigineux que l'aînée des jeunes filles présentait sur l'avant-bras et le dos de la deuxième phalange de l'index et du médius gauche.

Ces plaques existent encore bien reconnaissables.

Les ongles, antérieurement sains, prirent d'abord une couleur d'un blanc terne; elle les coupa à plusieurs reprises, mais ils croissaient aussi bien que les autres.

Dans les derniers temps, les enfants ont accusé, à plusieurs reprises, des démangeaisons à l'extrémité des doigts malades.

Chez l'aînée des enfants, la maladie atteint les ongles du médius droit, du médius et du pouce gauche.

Chez la seconde, il n'y a que le médius et le pouce gauche qui soient atteints; tous les autres doigts et les orteils sont sains.

Je n'ai pu me procurer de renseignements touchant l'ordre dans lequel les ongles avaient été pris. Cependant, on remarquait clairement que l'ongle du médius droit de l'aînée des jeunes filles était moins atteint que les autres.

Dans ses deux tiers antérieurs, l'ongle est épais, opaque, grisâtre, plus convexe transversalement que d'avant en arrière.

L'épaississement atteint son maximum non pas sur la partie libre de l'ongle, mais au milieu et sur les côtés, au-dessus du sillon sous-unguéal et à quelques lignes en arrière.

Le bord libre de l'ongle n'est que très légèrement réfléchi vers le bas.

Sur tous les ongles, la lunule présente son épaisseur et sa transparence normales, et sur l'ongle du médius droit de l'aînée on trouve aussi quelques bandes longitudinales qui ont conservé leur aspect normal.

La surface de ce dernier ongle est encore lisse, mais celle des autres présente quelques dépressions superficielles et longitudinales et quelques saillies transversales qui donnent à l'ongle une apparence mamelonnée.

Dans l'intervalle de ces saillies, on aperçoit çà et là, par transparence, le lit de l'ongle un peu rouge.

Quand on coupe l'ongle le plus ras possible en arrière, on voit que la lame unguéale proprement dite présente un épaississement modéré et une apparence trouble, uniforme, sans inégalités; elle est assez solide et se laisse toutefois couper facilement.

On trouve à sa face inférieure une couche friable, ou plutôt demi-molle, d'un gris jaunâtre, dont l'épaisseur est plus du double de l'épaisseur normale de l'ongle.

Le lit de l'ongle lui-même ne présente aucune altération.

Les ongles malades ont conservé toute leur adhérence au niveau des sillons latéraux et supérieurs.

L'examen microscopique a montré des cellules de deux μ et demi environ, réunies généralement en chaînes de médiocre longueur, et des filaments courts et sans segmentation, de un μ. et demi à deux μ et demi; mais on trouve beaucoup plus abondamment des filaments plus épais de deux et demi à trois μ., formant un réseau ramifié contenant, à intervalles réguliers, des points arrondis, clairs.

On trouve, en grand nombre, de longues chaînes de conidies, formées de segments, arrondis ou carrés, larges de quatre à cinq μ.

Ces chaînes s'étendent, d'arrière en avant, entre les différentes couches de la substance unguéale.

Quelquefois, ces filaments s'élargissent à leur extrémité et atteignent six μ.

Dans le cours de son étude, Köbner dit que les ongles malades furent limés et traités par des lotions au sublimé, ce qui amena, en assez peu de temps, la guérison.

OBSERVATION IV (résumée).

Publiée par M. VIDAL. (In Gaz. des Hôpitaux, 1880.)

Homme de soixante-sept ans, ayant passé cinq mois dans le service de M. Vidal, à l'hôpital Saint-Louis.

Il y a trois ans que sa maladie a débuté par un affaiblissement général. Il ne dormait pas et souffrait beaucoup, même depuis plusieurs années auparavant.

A l'exception de la face, tout le corps était couvert d'une desquamation pityriasique, sur un fond rouge brun : bras, avant-bras, épaules étaient envahis dans la totalité; les cuisses et le tronc avaient des parties saines. La lésion avait une bordure, une limite arrondie, une apparence d'eczéma marginé. (Hébra.) Mais, sur les bras, la rougeur était uniforme, avec des démangeaisons très vives. Sur le tronc, il n'y avait pas de poils; aux mains, les poils étaient coupés et cassés; existence du tricophyton. Il y en avait aussi sur les bords de la lésion; mais où ils étaient le plus nombreux, c'était sur les poils du dos des doigts.

Le malade était donc atteint de pityriasis tricophytique, une tricophytie chronique datant de trois ans au moins et presque généralisée.

Traité par la teinture d'iode, le malade sortit guéri, puis revint présentant aux ongles un exemple de tricophytie des plus rares.

Les ongles des dix doigts des mains étaient altérés. Les bras, qui étaient d'un rouge brun, avaient repris leur coloration normale; les poils avaient repoussé; sur le dos de la main, ils étaient encore cassés. C'est probablement par le grattage que le sujet s'était inoculé les spores de tricophyton des diverses parties du corps sur les ongles.

. Ces organes épaissis, soulevés, présentaient sous la lame cornée de petits points jaunâtres délimités. En certains points, dissociation de l'ongle en lamelles.

La partie de l'ongle la plus voisine de la racine semble avoir été respectée par la lésion.

Un seul des orteils est atteint.

L'examen microscopique a confirmé le diagnostic (présence de spores et de filaments mycéliens).

Traitement : grattage ; solution de sublimé à 1 pour 200.

OBSERVATION V (personnelle).

(Publiée *in Annales de la Polyclinique de Bordeaux*, juillet 1889.)

Tricophytie unguéale ; érythème tricophytique chronique.

M... (Jean), colporteur, âgé de soixante-treize ans, originaire du Lot-et-Garonne.

Dans ses antécédents héréditaires, rien à signaler. Son passé pathologique est, aussi, peu considérable. Pas de maladie dans l'enfance. Pas de croûtes dans les cheveux. Aucune affection sérieuse dans l'âge adulte : ni pneumonie, ni pleurésie, ni fièvre grave. Alcoolisme peu prononcé ; quoique l'existence de cet homme ait été assez tourmentée, il prétend avoir toujours eu une nourriture suffisante et saine.

Aucune trace de syphilis.

Depuis huit ans, il a vu se produire une altération des ongles, qui a débuté, au dire du malade, par le pouce droit et a gagné successivement les autres ongles qui ont offert les mêmes lésions, sur lesquelles nous insisterons bientôt.

Vers la même époque, après s'être fait raser par un barbier, M... a présenté une éruption dans la barbe provoquant une vive démangeaison. Il ne peut donner de renseignements précis sur la nature de cette dermatose ; il n'a pas remarqué qu'il y ait eu au menton des croûtes jaunes.

Dans sa langue vulgaire, il désignait l'éruption sous le nom de dartre.

C'est également vers la même époque qu'a débuté une éruption érythémateuse de la face dorsale des mains, qui persiste encore.

Il n'a jamais été en contact avec des personnes atteintes d'affections cutanées ou ayant des croûtes dans les cheveux. Depuis leur apparition, les lésions unguéales ont persisté dans le même état, et le malade n'a tenté aucun traitement.

M... est un homme de taille moyenne, assez bien constitué. Le crâne est bien conformé, sans saillie ni exostose; sur la région occipitale inférieure, nous voyons en assez grand nombre des cheveux grisonnants, non cassants, d'aspect normal.

À la partie supérieure de l'occiput, le cuir chevelu, absolument glabre, ne présente aucune cicatrice appréciable, aucune croûte.

Au niveau des pariétaux, quelques rares poils sans altération marquée; à droite, une cicatrice linéaire, courbe et sinueuse, due à un coup de pied de cheval; au milieu, quelques croûtes épithéliales des vieillards.....

La face est assez colorée; la barbe, presque blanche, est saine, abondante, et les poils offrent une résistance normale à la traction.

Desquamation furfuracée assez abondante dans la barbe.

Sur le thorax, à la partie antérieure, quelques boutons d'acné. Pas de cicatrices, pas de croûtes.

La partie postérieure du tronc n'offre rien à signaler.

Les membres supérieurs sont bien conformés; on y remarque quelques cicatrices d'origine traumatique au niveau des coudes.

Les mains sont le siège d'un érythème qui couvre les deux faces et s'étend sur le poignet et sur la face dorsale du quart inférieur des avant-bras, où il se termine d'une façon diffuse et sans limitation précise. La rougeur est surtout prononcée à la face dorsale des mains et des doigts où elle a une teinte un peu violacée et présente une certaine ressemblance avec l'érythème pellagreux.

Il n'y a aucun gonflement, ni aucune trace de vésicules, de croûtes ou de suintement, mais seulement une desquamation abondante en larges lamelles épidermiques qu'on voit se soulever et qu'on peut arracher en lambeaux d'un centimètre carré et davantage.

Cette desquamation est surtout abondante aux faces dorsale et latérale des mains et des doigts, mais s'observe aussi à la face palmaire.

Quelques verrues placées sur le dos des mains.

Les poils de la face dorsale des mains et des doigts paraissent sains; cependant, on en voit de cassés à une faible distance de la peau, ce qui peut tenir à l'usure; quelques-uns ne dépassent pas la surface et se montrent comme un point noir.

De rares poils présentent une minime pustulette à leur base. Du reste, tous les poils s'arrachent tout entiers, et l'on n'en voit point de déformés ou cassant sous la pince. Au pourtour des ongles on ne trouve pas de tuméfaction ni aucune autre modification du derme, mais seulement de l'épaississement et de la desquamation de l'épiderme tant au niveau du repli sus-unguéal que des sillons latéraux.

Les ongles sont très épaissis et leur épaisseur peut atteindre cinq millimètres.

Ils se divisent en deux couches, une lame cornée superficielle compacte et une partie inférieure friable, fibreuse, en moelle de jonc, facile à dissocier, qui soulève fortement l'ongle en dos d'âne, et cette courbure ne s'accuse que dans la moitié terminale de l'ongle, la courbure étant normale au niveau de la lunule.

Cette dernière disposition est surtout marquée aux pouces et aux deux derniers doigts de la main droite. Tous les ongles présentent des stries longitudinales très marquées, ainsi que des stries transversales, surtout accusées sur les pouces.

On y trouve, en outre, des saillies et des dépressions irrégulières, donnant un aspect bosselé aux ongles les plus malades; mais ces bosselures et ces inégalités ont une surface lisse, et le dos de l'ongle n'est jamais écailleux.

Aux deux derniers doigts de la main droite, les bosselures sont particulièrement prononcées, et l'on voit au voisinage de l'extrémité, sur le bord cubital, la lame cornée superficielle perforée et laissant voir la substance friable qui constitue la couche profonde de l'ongle.

La lunule est rose; l'ongle y est évidemment épaissi, présentant des stries longitudinales, mais pas d'autres altérations; celles-ci s'accusent dans la moitié ou les deux tiers terminaux.

A ce niveau, l'ongle a une teinte générale jaunâtre avec des stries et des taches d'un jaune clair plus vif que la teinte générale et qui paraissent dues à de l'infiltration d'air. On les distingue facilement des taches brunâtres ou noires du dos et du bord libre, dues à la poussière, et des taches blanches qui se voient sur quelques ongles et qui sont fréquentes sur les ongles normaux.

Malgré leur épaisseur exagérée, les ongles ne sont nullement durs; ils sont au contraire d'une mollesse et d'une friabilité anormales, et ces ongles, qui ont cinq millimètres d'épaisseur, se laissent couper au couteau. Ajoutons que, grâce à l'absence d'écailles, à l'état lisse de la surface dorsale des ongles, leurs altérations sont moins frappantes à première vue qu'on ne serait tenté de le croire d'après les lésions que nous venons de décrire.

Les ongles les plus malades sont ceux des deux pouces et des deux derniers doigts de la main droite; l'épaississement et les diverses déformations que nous avons signalées sont surtout marquées en ces points.

Les autres ont une courbure en dos d'âne peu marquée ou nulle; leur épaisseur ne dépasse pas deux millimètres; les inégalités de la surface sont moins prononcées ; ce qui domine, c'est l'épaississement uniforme du bord libre, les stries transversales, la teinte jaunâtre et les stries longitudinales ou les taches de couleur jaune clair.

L'accroissement des ongles en longueur se fait avec la rapidité normale. La sensibilité des téguments est partout normale.

Aux pieds, nous ne trouvons pas la coloration rouge violacée signalée aux mains, ni la desquamation en lamelles. Le réseau veineux superficiel est seul nettement accusé. Pas de production variqueuse.

Les ongles ont une conformation normale ; leur coloration est aussi franchement rose dans la partie moyenne et d'un blanc gris vers le bord libre.

Pas d'épaisseur exagérée de la lame cornée ; pas d'exagération dans les stries longitudinales ou transversales ; les membres inférieurs ne présentent d'ailleurs aucune particularité à signaler.

La marche se fait régulièrement ; le malade a bien la sensation du sol et n'éprouve aucune douleur dans les membres.

Les organes des sens sont normaux.

L'examen des divers appareils nous a montré : du côté des poumons, une expectoration parfois muco-purulente, une toux peu intense, avec quelques râles muqueux ; aucun trouble de la circulation, et, quant aux urines, aucune modification pathologique, soit dans la quantité, soit dans la qualité.

Examen microscopique (squames, poils, ongles). — L'examen microscopique des squames du dos de la main et des poils follets de la même région nous a montré des filaments mycéliens et des spores.

Dans les poils, l'envahissement est généralement modéré. Il n'y a pas de poils complètement infiltrés, réduits à l'état d'un sac de spores.

On y trouve des filaments mycéliens longs et peu ramifiés, dirigés en divers sens, et des amas de spores qui rappellent un peu le pityriasis versicolore. Les poils des autres parties du corps (barbe et poitrine) sont sains.

Dans les larges squames cutanées des deux faces de la main, nous avons trouvé, çà et là, de longs filaments mycéliens rarement ramifiés, très fins, dépourvus de spores.

Nous avons pratiqué l'examen histologique des fragments d'ongles avec le précieux concours de M. le professeur agrégé Dubreuilh.

Les mensurations ont été faites, d'après l'oculaire micrométrique de Zeiss, sur des préparations à la potasse montées dans la glycérine.

Les tubes sont longs, peu ramifiés, légèrement onduleux, limités sur les côtés par une membrane à double contour, réfringente, plus mince que dans le favus.

Ils présentent de rares cloisons, généralement peu marquées ; parfois il est impossible de reconnaître leur existence.

Le contenu des tubes est finement granuleux, devenant plus clair quand on éloigne l'objectif, et généralement parfaitement continu.

Parfois, cependant, on y distingue une segmentation en grains, entourés chacun d'une membrane qui est une ébauche de division en conidies.

On ne peut reconnaître une séparation nette des éléments; les articles, inégaux de longueur, sont accolés par des faces planes et enveloppés par une membrane commune et continue.

Même à un fort grossissement, l'ensemble a plutôt l'aspect d'un filament non interrompu que d'un chapelet de spores.

Les tubes ont un diamètre de deux à trois μ, et même de trois μ et demi; les plus gros sont ceux où la division en conidies est la plus nette.

Les filaments tricophytiques de l'ongle ressemblent beaucoup aux filaments tricophytiques de l'épiderme.

Le diagnostic porté a été celui de tricophytie des ongles avec érythème tricophytique diffus, datant de huit ans, paraissant avoir pour origine une tricophytie de la barbe contractée chez un barbier.

Depuis notre premier examen, nous avons suivi attentivement notre malade qui est entré à l'hôpital Saint-André, salle 15.

L'état des ongles s'est légèrement modifié.

Le bord libre n'a pas subi d'autres altérations, mais les lésions, qui avaient primitivement respecté la lunule, ont envahi peu à peu cette portion basale.

Nous avons essayé sur eux les divers traitements préconisés.

Une première médication, instituée par M. le professeur agrégé Dubreuilh, consistait en une pommade au sublimé et à l'acide salicylique, qui était surtout dirigée contre l'érythème tricophytique.

Mais cet érythème paraît, jusqu'ici, très rebelle au traitement.

Nous avons employé contre les altérations unguéales les applications locales de teinture d'iode, qui n'ont pas donné de résultat appréciable.

Nous avons eu recours enfin à l'emplâtre diachylum salicylé.

Une petite rondelle appliquée sur chaque ongle a produit rapidement la macération et la destruction de la lame cornée.

A l'aide de fins ciseaux, nous avons essayé de débarrasser le lit unguéal de la plus grande partie des lamelles cornées.

Les ongles ainsi nettoyés, nous les avons recouverts de compresses imbibées de solution au sublimé.

La repousse se fait lentement, mais la lame cornée est moins épaissie, et nous espérons qu'à la longue un ongle sain remplacera le vieil organe infiltré.

Des débris de lamelles reposant sur le lit unguéal ont été, en effet, recueillis à plusieurs reprises et examinés au microscope : nous n'avons pu trouver avec M. Dubreuilh aucune trace d'éléments parasitaires.

Quant à l'érythème tricophytique, il a largement bénéficié du traitement au diachylum salicylé.

La rougeur s'est beaucoup atténuée, et la desquamation a pour ainsi dire disparu.

OBSERVATION VI (personnelle).

M... (Bertrand), âgé de soixante-quinze ans, cultivateur à Moujons, près Gradignan (Gironde).

Dans ses antécédents, nous relevons une variole en bas âge et des fièvres intermittentes, qui ont duré un an environ, et ont très bien cédé à l'administration du sulfate de quinine.

Il ne paraît pas avoir eu d'adénopathies, ni d'impetigo capilis.

Interrogé sur les diverses affections qui auraient pu avoir un retentissement sur la peau, il nous a déclaré avoir présenté de larges squames à la face palmaire des mains.

Cet état squameux se serait manifesté à diverses reprises.

Il présente actuellement du pityriasis versicolore à la face antérieure du thorax.

Mal nourri, et menant une vie très sobre, il n'a jamais fait d'excès alcooliques.

Pas de trace d'accidents syphilitiques.

Il y a trente ans qu'il a noté pour la première fois une altération de l'ongle du pouce droit, qui coïncidait avec l'existence des squames de la paume des mains.

D'autres ongles des mains ont été atteints successivement, puis les deux ongles des gros orteils.

Aucun traitement n'a été dirigé contre ces altérations unguéales, qui avaient toujours cependant éveillé l'attention du malade.

M..., en proie depuis quelque temps à de violentes crises gastralgiques, est entré à l'hôpital Saint-André, salle 12, où il a été soumis à l'examen de M. le professeur agrégé Dubreuilh, qui a bien voulu nous confier l'étude des lésions unguéales qu'il présentait.

Nous avons procédé d'abord à l'examen minutieux du revêtement cutané et de ses annexes.

Sur le cuir chevelu de ce vieillard, nous avons noté une desquamation furfuracée assez abondante.

Les cheveux sont abondants et n'offrent aucune altération appréciable.

La peau de la face, semée de quelques croûtes épithéliales, est indemne de lésions.

Les poils de la barbe, courts et un peu cassants, reposent sur des téguments absolument sains. Le sujet déclare n'avoir jamais contracté de maladie de la barbe; il n'a d'ailleurs pas fait usage du rasoir.

Outre les lamelles pityriasiques assez abondantes, la peau du thorax n'offre rien de spécial à indiquer.

Les membres supérieurs, peu musclés, n'offrent pas de traces d'érythème et ne sont le siège d'aucune desquamation.

Le réseau veineux de la face dorsale des mains est très accentué, et les téguments présentent même à cet endroit une légère teinte cyanotique.

Aucune trace des squames qui, à diverses reprises, ont existé à la face palmaire.

Les poils sont normaux au dos de la main, et n'ont aucune tendance à se casser lorsqu'on les arrache.

Les parties molles, qui entourent l'ongle immédiatement, n'ont aucune modification; cependant les replis sus-unguéaux et les sillons latéraux sont érodés en certains points et notamment aux ongles des gros orteils.

Ce sont les ongles de la main droite qui sont le plus intéressés.

Ils sont considérablement épaissis, quand on envisage surtout le bord libre.

A la surface, qui est fendillée çà et là, on trouve des cannelures ou stries longitudinales très apparentes.

Absence complète de stries transversales.

La partie de l'ongle, correspondant à la lunule, n'est pas altérée dans son épaisseur ni dans sa coloration, tandis que la partie terminale se distingue par une teinte jaune cire très nette avec quelques points brunâtres. Cette surface unguéale est très accidentée et présente des alternatives de saillies et de dépressions.

Les ongles du pouce et de l'index droits sont fortement incurvés sur les parties latérales et paraissent décollés.

Le malade lui-même raconte que cet ongle du pouce a été plusieurs fois usé et qu'il tombait peu à peu par le grattage.

Au-dessous de la lame cornée superficielle, on trouve une partie molle, jaunâtre, qui s'effrite avec facilité.

Sous la lame des gros orteils, cette masse friable a environ deux millimètres d'épaisseur.

Ici, en plusieurs endroits, on constate que la lame cornée est perforée, et on se trouve immédiatement en rapport avec cette partie, comparable à la moelle de jonc.

Ces ongles se laissent facilement couper vers leur partie libre, mais les écailles qui se trouvent sur la lame superficielle de l'ongle résistent beaucoup au couteau.

Aux pieds, les deux ongles des gros orteils sont seuls atteints, mais leurs altérations sont très profondes.

C'est ici, comme nous l'avons fait remarquer, que l'épaississement de la lame cornée est le plus considérable.

La teinte jaune a ici disparu, comme l'a constaté le malade, pour faire place à une teinte brun foncé.

Les stries longitudinales sont très accusées, et c'est là seulement que nous avons pu voir que la lame superficielle pouvait s'effriter en écailles.

La sensibilité à la piqûre n'est pas affaiblie dans les parties molles qui entourent l'ongle; mais celles-ci sont le siège d'une légère desquamation épidermique.

L'examen du système nerveux ne nous a rien révélé; ce malade n'a jamais éprouvé de douleurs dans les membres, et n'a été frappé, à aucun moment, d'impotence fonctionnelle.

Il ne présente, en somme, aucun trouble sérieux dans les diverses fonctions, sauf qu'il est tourmenté par des crises assez fréquentes de gastralgie, qui ont nécessité le régime lacté.

L'examen microscopique des ongles a été fait par M. le professeur agrégé Dubreuilh, et a montré, dans les ongles, l'existence de filaments mycéliens assez abondants.

Voici ce résultat, tel qu'il nous a été communiqué par M. le professeur agrégé Dubreuilh :

« On trouve un réseau très abondant de filaments minces, assez fréquemment ramifiés, légèrement onduleux, de deux à trois μ de diamètre avec des cloisons largement espacées.

» Aucune tendance à la formation de chapelets.

» En certains points, les filaments forment des faisceaux où ils sont très serrés et presque au contact, malgré la dissociation du tissu. »

Aucun traitement n'a pu être institué, car le malade n'avait nul souci de voir guérir son onychomycose qu'il envisageait comme ayant une innocuité absolue.

Nous avons eu la bonne fortune de découvrir, dans le *Journal des maladies cutanées et syphilitiques* (avril 1889), une nouvelle observation de tricophytie unguéale, relatée par M. le Dr Henri Fournier.

Observation VII

Au mois de mai 188.., dit cet auteur, je fus appelé à donner des soins à une cuisinière, âgée de vingt ans, qui portait à la face externe de la cuisse gauche une large plaque rougeâtre, arrondie, légèrement prurigineuse. Une autre plaque se montra bientôt au-dessus de la première avec des caractères identiques; elle était seulement un peu plus pâle dans sa partie centrale et ressemblait vaguement à une plaque d'herpès circiné.

L'examen microscopique ne fut pas fait et la malade, traitée par la teinture d'iode, guérit en quelques jours. Deux semaines après, survint sur l'autre cuisse une nouvelle plaque qui fut traitée et guérit de même.

On imputa, sans y insister autrement, l'affection cutanée de la malade à l'irritation causée par un parasite animal. .

A quelque temps de là, chez l'un des enfants de la maison, on remarqua quelques petites squames agglomérées dans les cheveux; on les fit disparaître avec quelques lotions savonneuses. Cependant, au bout d'une quinzaine de jours, elles attirèrent de nouveau l'attention par leur réunion sur deux ou trois points au sommet de la tête.

Leur aspect ne présentait rien de bien particulier.

Les cheveux tombaient seulement assez abondamment sous l'action du peigne.

Je fis, au microscope, l'examen des squames.

Le résultat fut négatif; néanmoins, j'étais poursuivi par l'idée qu'il y avait corrélation entre cette affection du cuir chevelu et les lésions de la peau de la première malade...

En octobre, la mère de l'enfant porta sur l'épaule droite une plaque tout à fait semblable à celles qu'on avait pu constater chez la cuisinière plusieurs mois auparavant.

Un autre enfant en eut une à l'avant-bras droit.

La petite fille fut, à son tour, atteinte au menton d'une plaque présentant très nettement les caractères de l'herpès circiné parasitaire, et, plusieurs jours après, elle en présenta une seconde sur la partie de la région sterno-claviculaire, en contact, pendant le sommeil, avec la plaque mentonnière.

Dès lors, la cuisinière fut accusée d'avoir communiqué aux enfants de la maison une maladie contagieuse.

Elle se récria et prétendit que la femme de chambre en avait autant.

Je fus appelé pour examiner cette dernière et je constatai, en effet, la présence sur les bras et les épaules de plusieurs plaques d'herpès circiné. .

Le raclage de celles-ci et aussi de la plaque sterno-claviculaire de la petite fille fut fait immédiatement, et l'examen microscopique montra qu'on avait affaire à de la tricophytie cutanée bien manifeste.

Le cuir chevelu de la petite fille fut examiné à nouveau.

Deux cheveux cassèrent nettement sous la pince et, au microscope, ils fournirent les caractères suivants : cassure en balai, spores bout à bout et en amas en l'un des points de l'extrémité cassée.

Le diagnostic était définitivement acquis, et il le fut mieux encore quand le père de la petite fille, habitué à jouer longuement avec son enfant, eut contracté, sur la partie gauche du nez, deux plaques tricophytiques de la grandeur d'une pièce de cinquante centimes chacune, siégeant l'une à côté de l'autre, au point de se confondre par leurs bords.

Pourtant, la filiation de ces diverses manifestations tricophytiques demeurait obscure.

J'eus alors l'idée d'examiner les ongles de la femme de chambre, et je remarquai que deux d'entre eux étaient complètement transformés par une affection chronique qui ressemblait un peu à la forme ordinaire de l'eczéma de ces organes.

Je pratiquai l'examen histologique après avoir plongé quelques fragments pendant vingt-quatre heures dans une solution de potasse à 40 0/0, et j'obtins plusieurs préparations très nettes offrant les caractères suivants :

Spores plus volumineuses que celles que l'on rencontre dans les cheveux dans le rapport de 3 à 2, variant d'ailleurs beaucoup entre elles dans la même préparation, assez régulièrement agencées, disposées bout à bout, en longues chaînettes entre-croisées.

En certains points, ces spores étaient comprimées les unes contre les autres, mais en conservant leur forme arrondie ; en d'autres, elles étaient déformées par la pression, et cette dernière apparence était parfois si remarquable qu'on pouvait se demander si, au lieu d'avoir affaire à des conidies, il ne s'agissait pas plutôt, comme cela se voit dans certains champignons, de tubes ayant subi la gélification dans leur paroi et leurs cloisons de séparation, et s'étant fragmentés en une infinité de petits bords de thalle capables de reproduire le végétal par leur pouvoir germinatif.

L'enchevêtrement des réseaux était très irrégulier dans son ensemble. Pourtant, leur point de départ était confiné en des espaces déterminés d'où la plante divergeait en sens multiples comme en bouquet de feu d'artifice.

La malade, âgée de dix-sept ans, déclara alors qu'elle était porteuse de cette affection des ongles depuis son enfance et elle ajouta que ses frères et sœurs avaient tous présenté ou présentaient encore, à l'heure actuelle, des altérations absolument identiques ; ses aînés (garçon et fille) en étaient débarrassés depuis quelques années; les plus jeunes, au contraire, en étaient encore atteints.

Je conclus que toute cette famille (neuf enfants) devait être atteinte d'onychomycose parasitaire, et l'examen ultérieur que je fis de deux des frères confirma mon opinion.

Dans ce cas que nous trouvons intéressant à plus d'un titre, l'auteur traita les ongles tricophytiques par les moyens ordinaires : grattage, applications de topiques, sublimé, teinture d'iode, après macération des ongles malades par le caoutchouc.

Nous devons puiser dans ces faits un grand enseignement qui est le suivant : les altérations unguéales peuvent mettre souvent sur la voie d'un diagnostic difficile, en dermatologie, comme celui de là teigne tondante par exemple.

Nous voyons qu'ici l'indécision a duré longtemps; elle n'a été véritablement dissipée qu'après l'examen des ongles.

La recherche des parasites au niveau des plaques cutanées est souvent sans résultat, tandis que l'examen histologique des ongles infiltrés jette la plupart du temps une vive lumière sur les faits qu'on étudie; si les ongles de la femme en question avaient été soigneusement examinés, on aurait pu éviter la contamination de toute une famille.

On voit donc l'importance qu'on doit attacher, dans les affections cutanées, à l'examen des ongles, puisqu'on entrevoit là-dessous un côté pratique de l'hygiène prophylactique.

CHAPITRE II

Du Favus unguéal.

Affection parasitaire par excellence, le favus se localise au système pileux et à l'épiderme tout entier avec les éléments qui en dérivent. Aussi, on peut embrasser dans une même conception générale le favus du poil, le favus de l'épiderme proprement dit et le favus des ongles.

La teigne faveuse en général a été décrite par les auteurs les plus anciens, mais l'onychomycose favique a longtemps passé inaperçue.

Pour bien connaître cette lésion, qui est le produit d'une inoculation, il fallait attendre la découverte d'un parasite pathogène, lié à l'existence du favus.

Il faut même dire que, dans les ongles, les parasites n'ont pas été décelés aussi rapidement que dans les poils.

MM. Gibert et Cazenave n'en font aucune mention; Mahon lui-même, qui reconnaît une altération unguéale sous l'influence de la teigne, ne cherche pas à déterminer si elle est produite par la pullulation d'un parasite; toutefois, il la rapproche du favus.

Alibert, dans l'article des dermatoses teigneuses, fait les réflexions suivantes :

« Un accident qui mérite la plus grande attention des pathologistes est l'altération qui survient quelquefois dans les ongles.

» Ce phénomène a été fréquemment observé par nous à l'hôpital Saint-Louis, et jadis par M. Pinel à l'hospice de la Salpêtrière.

» Murray de Gœttingue a aussi cité le cas d'une jeune fille atteinte d'une difformité remarquable et de la décoloration de l'ongle du petit doigt de la main gauche; en coupant cet ongle avec un couteau, on en faisait jaillir une humeur glutineuse, semblable à celle qui s'échappait de sa tête, déjà infectée de cette suppuration faveuse. Plusieurs auteurs ont noté ce singulier phénomène, qui paraît avoir du rapport avec ce qui se passe dans le trichoma. »

Alibert est donc un des premiers auteurs qui aient sérieusement étudié l'onychomycose favique. Nous le voyons insister sur ce sujet à plusieurs reprises; c'est ainsi qu'il revient, dans un autre chapitre, sur les lésions unguéales dues au trichoma :

« Le trichoma, dit-il, a ceci de commun avec la teigne qu'il n'attaque pas uniquement le cuir chevelu; il se manifeste également dans les autres parties du corps qui sont pourvues de poils, il s'introduit souvent jusque dans les ongles des mains et des pieds, particulièrement chez les individus qui sont chauves; l'analogie de structure de ces organes avec les cheveux explique facilement cette dégénérescence.

Ces organes s'épaississent et offrent beaucoup d'aspérités au toucher; ils deviennent jaunâtres, livides, noirs ou quelquefois crochus... »

Dans son *Traité des affections parasitaires,* Bazin parle aussi de l'onychomycose favique en termes excellents; il signale sa fréquence assez grande dans les cas de favus ancien.

La thèse d'Ancel (1868) renferme une étude courte, mais substantielle, des lésions produites sur l'ongle par le favus.

Nous avons vu dans le chapitre précédent que le tricophyton tonsurans et l'achorion Schœnleinii avaient chacun eur existence propre et présentaient une forme anatomique et clinique différente. Ce point de la question sera encore plus approfondi au moment du diagnostic.

Aussi, l'onychomycose favique, ayant un cachet propre et une individualité bien distincte, mérite une description spéciale.

Au point de vue étiologique, nous devons dire que le favus unguéal résulte de l'inoculation par le grattage dans la grande majorité des cas.

Il peut être primitif ou consécutif.

Dans le premier cas, on le constate chez les épileurs ou les praticiens qui sont fréquemment en contact avec les malades teigneux.

Mahon fut atteint jadis d'un favus unguéal que lui avaient communiqué ses malades; ce fait ne doit pas surprendre, étant donné le système bien connu de cet empirique qui épilait avec ses ongles.

Plusieurs épileurs ont aussi présenté ces altérations unguéales.

A un moment donné de l'évolution de la teigne faveuse, les lésions unguéales peuvent se montrer isolément.

M. le Dr H. Fournier a donné ses soins à une famille dont tous les enfants, au nombre de cinq, étaient tous atteints d'onychomycose favique, démontrée par le microscope, le favus ayant depuis longtemps complètement disparu du cuir chevelu par un traitement approprié.

Toutefois, chez les enfants ayant le cuir chevelu atteint e se grattant incessamment, il semble que l'onychomycose favique n'est pas d'une grande fréquence.

Nous avons eu l'occasion d'examiner attentivement les ongles d'un grand nombre d'enfants, traités à l'hôpital de Bordeaux par MM. Rondot et R. Saint-Philippe pour la teigne faveuse, et il ne nous a pas été donné d'observer un seul cas d'infiltration des ongles par l'achorion de Schœnlein.

D'ailleurs, en thèse générale, nous croyons que le favus des ongles se rencontre moins souvent qu'on ne l'a dit.

Beaucoup de cas de tricophytie unguéale ont pu être méconnus et désignés sous le nom d'onychomycose favique, car la première lésion s'observe aujourd'hui beaucoup plus fréquemment.

Puisqu'il est admis sans conteste que le favus est une affection contagieuse, il est possible d'observer la pullulation du champignon sous les ongles par toutes les voies de contage.

L'inoculation par le grattage est évidemment incriminée dans la majorité des cas, comme en témoigne l'exemple de Mahon et des épileurs. Les exemples d'un autre mode d'introduction sont bien plus rares.

Il se pourrait, toutefois, que le favus des ongles se développât par contact direct avec les animaux qui en sont atteints, notamment les chats, de race familière et qu'on caresse souvent.

Dans toutes les circonstances où l'achorion se trouve en contact avec la face profonde de l'ongle, il peut germer, mais cette introduction ne suffit pas toujours pour que la germination se produise.

Nous avons, en effet, interrogé certains teigneux qui ont l'habitude de se gratter la tête et qui font, par conséquent, pénétrer la poussière parasitaire entre l'ongle et la peau : jamais les germes parasitaires contenus dans cette poussière n'ont pu se développer.

Au point de vue des localisations des lésions, nous devons faire remarquer avec Hébra que le favus peut se développer sur quelques ongles des mains ou sur un seul, mais jamais sur les ongles des orteils.

Dans les cas exceptionnels où cette germination a lieu, certains phénomènes annoncent la pullulation du parasite.

Il faut d'abord signaler l'épaississement de la lame cornée unguéale; mais cette variation d'épaisseur n'est jamais très accentuée. En tout cas, le bord libre n'est pas épaissi et ne présente pas de développement anormal, et il a plutôt tendance à s'user et à s'effriter sous l'action du parasite. Les parasites soulèvent plutôt l'ongle qu'ils ne l'épaississent, car ils s'installent entre la couche cornée et le lit de l'ongle.

Aussi, au début, le changement de coloration ne porte pas sur la substance unguéale elle-même; l'ongle paraît jaune parce qu'on aperçoit par transparence un dépôt de matière ainsi colorée. Peu à peu, cependant, cet organe jaunit franchement et il présente une teinte jaune maïs; dans certains cas, Hébra a noté que les éléments parasitaires accumulés apparaissaient comme un corps jaune de soufre pâle. Quand le parasite, qui procède lentement, a envahi la lame cornée, on constate aussi la striation en long et les soufflures.

Comme l'a remarqué Ancel dans une observation consignée dans sa thèse, « les stries longitudinales deviennent plus apparentes, semblent s'écarter les unes des autres, quelquefois même les lamelles cornées se brisent ».

Dans l'observation de M. Arnozan, il est aussi question de fissures longitudinales et d'érosions de la surface unguéale.

Souvent le favus, signalé à l'attention par sa couleur jaune assez caractéristique, peut n'occuper qu'une partie limitée de l'ongle, soit latéralement, depuis la rainure de l'ongle jusque vers sa partie moyenne, soit en allant de la partie antérieure vers la partie postérieure, sur une petite étendue ou même directement sur la lunule.

« Dans d'autres cas, dit Hébra, le favus des ongles se manifeste sous une forme qu'il est impossible de distinguer extérieurement des dégénérescences non parasitaires de l'ongle.

» Les ongles sont secs, décolorés, opaques, striés, fendillés, soulevés à leur extrémité antérieure, exfoliés, exactement comme dans l'onychiasis que l'on rencontre dans l'eczéma chronique, le psoriasis, le lichen ruber, etc. »

Sur l'ongle favique, on remarque assez souvent des renflements, des nodosités, des tubérosités; l'aspect en est rocailleux.

L'achorion travaille sourdement et lentement à l'usure de l'ongle; il finit à la longue par le perforer.

Les anciens auteurs, Alibert, Bazin, avaient remarqué qu'en certains endroits il survient un amincissement de la lame cornée pouvant aboutir à la perforation, l'ongle étant rongé par l'action incessante du parasite et le fungus finissant par se frayer une voie au dehors.

Par suite de sa localisation sur le derme sous-unguéal, le champignon du favus peut non seulement produire des lésions d'usure, mais encore un décollement plus ou moins considérable. L'ongle, en effet, peut être déraciné, soulevé sur les bords.

M. Arnozan indique même un onyxis latéral.

En présence de lésions unguéales de cette nature, alors même qu'elles coïncident avec une dermatomycose bien établie, il est indispensable de recourir à l'examen histologique.

Nos études histologiques ont porté sur des fragments d'ongles fournis par MM. Arnozan et H. Fournier (de Paris).

Dans les nombreuses préparations que nous avons examinées sous la direction de M. W. Dubreuilh, nous avons trouvé des filaments légèrement onduleux, fréquemment ramifiés à angle aigu ou à angle droit; ils présentent de deux à trois μ de diamètre.

Leur membrane d'enveloppe est à peine visible; leur contenu granuleux.

On n'y aperçoit pas de segmentation.

Plus souvent, les filaments, qui ont un diamètre un peu supérieur atteignant trois et même quatre μ [1], offrent des cloisons transversales, très minces, claires et réfringentes, à des distances de trois à six μ.

Les ramifications se font au niveau d'un de ces segments, mais non au niveau de la cloison.

Les filaments se terminent par une extrémité mousse arrondie, quelquefois légèrement épaissie en massue; et, dans ce cas, les cloisons de segmentation sont plus nettes.

Chacun de ces segments est rempli d'une substance homogène, grisâtre, réfringente et entourée d'une membrane à double contour plus claire et plus réfringente encore.

Chaque filament représente une série de spores, disposées en chapelet, entourées chacune de leur membrane propre, paraissant à peu près carrées sur la coupe optique par compression réciproque.

Le tout étant réuni par une enveloppe commune, on entrevoit ce chapelet de spores comme un filament continu.

La forme et les dimensions des spores sont assez irrégulières : elles atteignent cinq à six μ de large et cinq à huit μ de long.

Le diamètre du filament n'est pas toujours parfaitement égal, et la longueur des conidies est encore plus inégale puisqu'elle peut être inférieure, égale ou supérieure au diamètre du filament.

[1] Nos mensurations ont été faites avec l'oculaire micrométrique de Zeiss sur des préparations à la potasse.

Les faces par lesquelles les conidies sont en contact sont parfois plus ou moins convexes, mais généralement plus ou moins aplaties ou même planes.

D'autres fois enfin, la disposition en chapelets est plus nette encore, et le filament se résout en une chaîne de spores sans membrane continue, arrondie ou ovale, de cinq à six μ dans leur plus grand diamètre.

Ces spores peuvent même se séparer pour former des amas.

Avec de telles données histologiques et la coïncidence d'une lésion faveuse du cuir chevelu ou d'ailleurs, on peut, en toute assurance, porter le diagnostic d'onychomycose produite par l'achorion de Schœnlein.

Le traitement qu'il convient d'instituer ne diffère pas beaucoup de celui que nous avons préconisé pour la tricophytie unguéale.

L'indication capitale est de débarrasser le lit unguéal de cette masse parasitaire qui menace d'envahir tout l'organe. On peut y arriver par action mécanique, en s'aidant de la lime, par exemple, qui détruira peu à peu les lames cornées superficielles. Il est essentiel d'arriver ainsi jusqu'au dépôt de matière favique qu'on attaque à son tour par les antiseptiques.

Le sublimé est un parasiticide excellent, qui produira ici des résultats aussi heureux que dans la tricophytie.

La teinture d'iode peut être aussi employée avec succès.

M. Arnozan a eu l'heureuse idée de traiter ces lésions unguéales par le sparadrap de Vigo *cum mercurio*.

Le vigo, outre son action parasiticide, a une action mécanique utile : il ramollit la substance cornée unguéale et en facilite l'enlèvement.

Notre excellent maître a constaté que, sous le sparadrap

de Vigo, l'ongle s'effrite; à chaque nouveau pansement, il s'en enlève des fragments, et, peu à peu, tout l'ongle malade est détruit; en même temps, on voit apparaître au niveau de la lunule un nouvel ongle parfaitement sain.

Ce topique empêcherait donc absolument la pullulation du parasite.

OBSERVATIONS

Le favus des ongles, qui, de fait, peut être assez fréquent, est, en somme, une rareté clinique.

Les exemples cités n'abondent pas, et, à Bordeaux, il ne nous a été donné d'en observer qu'un seul, grâce à l'extrême obligeance de M. le professeur agrégé Arnozan.

Dans le *Journal scientifique de Dublin*, 1865, Purser a publié, outre le cas de lésion unguéale attribuée à l'épiphyte de l'herpès circiné, une observation où il s'agirait d'onychomycose favique.

Voici ce que raconte Purser :

OBSERVATION I

L'affection unguéale a été découverte par hasard. Le sujet était un homme adulte, entaché à la fois de goutte et de syphilis, mais non incommodé depuis longtemps par ces diathèses.

A l'époque où il se présenta à mon observation, il était atteint du mal de Bright (beaucoup d'albumine dans les urines et dégénérescence de l'épithélium rénal).

Tous les ongles des doigts étaient très incurvés, offrant l'aspect si fréquemment observé dans la tuberculose pulmonaire; l'ongle de l'index droit était seul anormal.

Il avait une coloration jaune brunâtre, avait perdu son poli, présentant de l'épaississement, des raies, avec des stries longitudinales très accusées.

L'ongle n'était pas aussi épais que dans le cas précédent (herpès circiné), mais il était détaché de son lit, très friable et tendait à s'effriter longitudinalement et transversalement.

A part une éruption syphilitique secondaire, cet homme n'avait aucune affection de la peau ; il ne savait à quoi attribuer cette lésion unguéale.

Le début remontait à cinq ans ; aucune gêne n'en résulta pour lui-même.

Les ongles du gros orteil et du deuxième orteil du pied droit présentaient seulement quelque analogie avec les lésions de ce doigt.

Tous les autres orteils étaient sains.

L'examen microscopique a montré des spores ovales, quelques-uns unis bout à bout, avec des filaments ramifiés.

On peut faire rentrer ce cas dans les onychomycoses faviques, mais il peut rester cependant quelque doute sur la véritable nature de l'altération unguéale.

Dans sa thèse inaugurale, 1868, Ancel relate un cas assez curieux de favus des ongles et qui nous paraît sans conteste :

OBSERVATION II

J'ai vu il y a quelques semaines, dit-il, à la consultation de l'hôpital des Enfants, une petite fille qui présentait, sur les régions frontale et pariétale gauche, d'énormes croûtes de favus squarreux. Il existait en même temps, sur plusieurs points du corps, et, en particulier, sur la face dorsale du poignet gauche, des godets isolés de favus urcéolaire.

En examinant les ongles de la malade, je constatai l'altération suivante sur l'ongle de l'annulaire gauche : coloration sale, d'un jaune brunâtre, sur toute la moitié interne de la lame cornée ; dans toute son étendue antéro-postérieure, perte de la transparence, sillons longitudinaux bien prononcés à ce niveau.

La moitié externe de la lame cornée a conservé ses caractères normaux. La portion malade est, dans toute son étendue, complètement détachée du derme sous-jacent : aussi, j'ai pu l'enlever en totalité sans déterminer la moindre douleur.

Au-dessous d'elle il existe, à la surface du derme, une poussière brune qui, sous le champ du microscope, a présenté une infinité de spores de favus.

En traitant la lame cornée malade par une solution de potasse à 40 0/0, j'ai observé la dissociation des cellules cornées, et j'ai pu constater qu'elles étaient, pour la plupart, envahies par les spores.

Celles-ci existaient également en grand nombre dans l'intervalle des cellules, en même temps que des tubes volumineux de mycélium.

Dans les observations d'onychomycoses de Virchow, publiées dans les *Archives de Berlin*, et auxquelles nous avons déjà fait allusion, se trouve la description d'un ongle qui nous paraît avoir été infiltré par l'achorion de Schœnlein.

Voici le résumé des lésions présentées par cet organe :

OBSERVATION III

L'ongle du gros orteil présentait une conformation remarquable : la lame cornée était très tuméfiée et montrait une grande tendance à l'exfoliation ; les bords étaient épais et supportés par une couche très élevée.

Dans différents points, entre les lames cornées et surtout latéralement, on observait des dépôts étendus en nappe, d'une couleur jaunâtre ; à la coupe, on voyait qu'il s'agissait là d'une substance qui s'était interposée entre les couches cornées et le derme sous-unguéal.

Après avoir soulevé l'ongle jusqu'à la lunule, on observait, à la face inférieure, un nombre assez considérable de feuillets cornés mobiles, la masse jaune pénétrait entre les différents feuillets.

Juste en avant de la lunule, et vers la partie médiane de l'ongle, se trouvait une masse de deux à trois millimètres de largeur sur un à un et demi millimètre de hauteur ; cette masse ressemblait à des croûtes de teigne faveuse : elle était sèche, pulvérulente, d'un blanc jaune sale, squameuse.

Tous les points jaunâtres étaient remplis de champignons...

Nous savons que Virchow n'est pas bien fixé sur la nature des parasites qu'il décrit ; mais, en nous basant seulement sur la description des lésions, il nous est presque possible d'affirmer qu'il s'agit là d'une onychomycose favique.

Nous y retrouvons la marche habituelle du processus favique puisqu'il est bien spécifié que la masse parasitaire était au niveau du derme sous-unguéal, entre celui-ci et la lame cornée.

OBSERVATION IV (inédite).

Communiquée par M. le professeur agrégé ARNOZAN.

Favus unguéal.

Mme de P..., âgée d'environ quarante-cinq ans, de faible constitution, active et exaltée.

Mère de cinq enfants ; elle est dans une situation pécuniaire difficile, et a beaucoup de préoccupations et de travail.

Elle a été longtemps fatiguée par une entérite chronique, dont elle relève à peine.

Depuis quatre ou cinq ans, elle a présenté aux mains des plaques d'herpès, qui ont pris, à certains moments, une grande extension, et ont cédé à des applications mercurielles.

La chevelure est assez abondante, mais sur le côté gauche de la région pariétale existe une plaque dépilée, irrégulière, un peu rosée. A ce niveau, quelques cheveux sont cassés, l'un est tordu, noué, infiltré de spores (comme un cheveu de teigne tondante).

Sur le cuir chevelu, aucun godet favique ; on remarque seulement quelques croûtes, disséminées çà et là.

L'attention est surtout attirée sur les ongles de la malade.

Huit ongles des mains offrent des lésions spéciales.

On constate d'abord l'absence de bord libre : la lame cornée unguéale ne se détache pas de son lit cutané et se termine à son bord antérieur par une série d'inégalités rocailleuses.

A la surface se dessinent des fissures longitudinales : peu accentuées sur quelques points, ces fissures sont d'ailleurs beaucoup plus marquées et séparent l'ongle en deux segments. (A ces endroits, la pression réveille une très vive douleur.)

L'ongle est de plus parsemé de rugosités ; ces rugosités occupent surtout la partie terminale de l'ongle, ce qui pourrait donner l'idée d'un organe corrodé par un acide et souillé par les poussières extérieures.

La couleur est loin d'être uniforme ; on trouve, en certains endroits, un semis de points noirs et blancs, mais quelques ongles présentent une couleur jaunâtre caractéristique.

Certains de ces organes sont comme déchaussés ; il y a tuméfaction du repli épidermique, et exulcération au fond du sillon (onyxis latéral).

Les ongles ont perdu leur consistance normale ; ils offrent une grande friabilité et on peut en enlever des fragments très facilement avec le scalpel.

La sensibilité à la piqûre est normale ; mais, comme nous l'avons signalé, les fissures longitudinales sont douloureuses à la moindre pression.

Ces organes présentent une sensibilité exagérée à la chaleur, et notre malade est douloureusement impressionnée par le repassage du linge.

Examen microscopique. — A plusieurs reprises, des fragments unguéaux ont été traités par la potasse et examinés au microscope.

Dans toutes ces préparations, on a noté de longs filaments mycéliens non ramifiés, mais surtout des spores assez volumineuses, alignées en chapelet.

La jeune Yvonne, fille de Mme de P..., présente une plaque rouge cicatricielle, saillante sur le sommet de la tête.

Il y a absence de poils à ce niveau ; l'un de ces organes examiné montre quelques séries de tubes et de spores en chapelet, comme dans le favus.

Beaucoup d'autres plaques très petites sont disséminées çà et là.

Sur ces plaques, quelques rares cheveux minces qu'on peut arracher sans douleur.

On ne constate aucune espèce d'odeur.

Une fois l'épilation commencée, crises douloureuses siégeant dans la tête ou le cuir chevelu.

Petit ganglion cervical postérieur, à droite.

Le traitement institué consiste en savonnage tous les matins, pommade au turbith, et cataplasmes le soir.

M. Arnozan a eu l'occasion de suivre de près l'évolution des lésions unguéales présentées par Mme de P...

La tuméfaction environnant l'organe a peu à peu diminué, et l'exfoliation du repli sus-unguéal a aussi disparu.

Un des ongles a été l'objet d'une intervention spéciale : il a été soigneusement recouvert avec du sparadrap de Vigo.

La desquamation des lamelles unguéales s'est peu à peu produite, sous cette influence ; il y a eu macération et destruction lente de l'organe.

Actuellement il se renouvelle et M. Arnozan espère qu'il sera désormais à l'abri de l'infiltration parasitaire.

Comme exemple curieux de favus des ongles dans une famille, nous signalons l'observation suivante, communiquée par le Dr H. Fournier (de Paris).

Observation V

Famille Richard, habitant Levallois depuis plusieurs années.

Elle comprend cinq enfants de huit à seize ans, atteints de lésions des ongles.

Garçon de huit ans et demi : plusieurs ongles malades aux deux mains.

Garçon de neuf ans et demi : deux ongles malades aux deux mains.

Fille de onze ans : deux ongles malades à la main gauche.

Deux autres filles de treize ans et de quinze ans et demi portent, au dire de leur mère, des lésions des ongles analogues à celles qui ont été signalées chez les enfants précédents.

L'une d'elles aurait un seul ongle malade, l'autre plusieurs.

Chez l'aînée, on a constaté dans l'enfance une maladie croûteuse du cuir chevelu.

L'un des jeunes enfants que j'ai pu examiner a été très manifestement favique.

De l'examen des ongles que j'ai pu me procurer, il résulte que les lésions sont imputables à l'infiltration des lamelles unguéales par l'achorion Schœnleinii.

Le 3 novembre, M. le Dr Hallopeau a eu l'extrême obligeance de nous envoyer un ongle favique appartenant à un malade mort de tuberculose dans son service de l'hôpital Saint-Louis.

Ce sujet avait été présenté par M. Hallopeau à la séance clinique hebdomadaire du 6 décembre 1888. Voici le cas tel qu'il est relaté dans le procès-verbal de la séance :

Observation VI

M. Hallopeau présente un malade porteur, sur les jambes, de cicatrices arrondies, légèrement déprimées, avec pigmentation à leur périphérie, dis-

posées en cercles et ayant absolument l'aspect de cicatrices de lésions syphilitiques. Cependant, il s'agit de cicatrices de favus.

Assez souvent on voit apparaitre sur les différentes parties du corps de ce
malade, au niveau ou au voisinage des cicatrices, des godets faviques absolument caractéristiques. En outre, ce malade présente des lésions très nettes
de favus du cuir chevelu et des lésions faviques des ongles, qui ont la forme
hippocratique.

L'observation de ce malade a été publiée dans la thèse de M. Hennocque
(30 décembre 1885). Depuis cette époque, le malade a eu plusieurs récidives
de son favus. Il a été soumis au traitement par la vaseline iodée, et les lésions
de la peau ont disparu.

Dans la lettre qu'il vient de nous adresser, M. Hallopeau a
bien voulu nous indiquer en quelques mots l'état des lésions
unguéales : « Les ongles étaient fortement hippocratiques,
striés transversalement et longitudinalement, épaissis. On
remarquait au-dessous de leur bord libre une masse concrète,
dure, grisâtre, dans laquelle l'examen histologique nous a
permis, à plusieurs reprises, de constater la présence des
filaments mycéliens et des spores faviques. »

D'autre part, nous avons, avec le concours de M. W. Dubreuilh, pratiqué l'examen microscopique de l'ongle que
M. Hallopeau a mis si gracieusement à notre disposition.

Il n'a fait que confirmer les données précédentes : l'existence
d'éléments sporulaires alignés en chapelet et de filaments
mycéliens était très nette.

CHAPITRE III

Étude de diagnostic

CLINIQUE ET HISTOLOGIQUE

Lésions unguéales diverses et onychomycoses.

Précédemment, nous nous sommes efforcé de tracer un tableau aussi fidèle que possible des deux onychomycoses, en nous basant surtout sur l'observation des faits.

Toutes les nuances qui pouvaient séparer ces deux lésions ont été soigneusement indiquées.

Nous sommes maintenant convaincu de l'existence du groupe des onychomycoses, qui repose sur de solides bases cliniques et surtout histologiques.

Mais nous ne pouvons affirmer de distinction absolue entre la tricophytie et le favus des ongles, au point de vue histologique.

Cependant, nous exposerons bientôt tous les arguments qui militent en faveur du maintien des deux types d'onychomycoses tricophytique et favique.

Le point important, tout d'abord, est de montrer en quoi les onychomycoses se distinguent d'un grand nombre d'altérations unguéales.

Notre dessein n'est pas d'établir ici une analogie quelconque entre les onychomycoses et les dystrophies unguéales, liées aux maladies nerveuses.

Le microscope suffit pour jeter une vive lumière sur ce diagnostic.

D'ailleurs, les ongles ainsi altérés ont un cachet spécial : c'est un point fort intéressant sur lequel nous nous réservons d'insister lorsqu'il s'agira de la pelade unguéale.

Les ongles des tuberculeux sont parfois déchiquetés et peuvent rappeler, jusqu'à un certain point, les ongles érodés des onychomycoses; mais ils ont la forme spéciale, dite hippocratique, qui révèle de loin l'ongle tuberculeux.

Il faut toutefois compter avec les exceptions, car, dans une observation publiée par M. Prioleau, en 1883, nous trouvons : « L'ongle du pouce de la main gauche est de forme hippocratique, mais non d'une manière uniforme, et lisse, comme le sont généralement les ongles tuberculeux ; il présente, vers sa partie médiane, une gouttière transversale séparant deux éminences, l'une antérieure, l'autre postérieure, de manière à représenter une petite vallée séparant deux petites collines. L'ongle est un peu épaissi, son bord antérieur est friable et irrégulier; ses bords latéraux n'ont rien de particulier, et son bord postérieur est adhérent à la matrice. Pas de sillons transversaux comparables à ceux que nous avons trouvés dans l'ataxie et la sclérose en plaques. »

Ce spécimen d'ongle tuberculeux se rapproche beaucoup de l'ongle parasitaire; mais l'examen histologique permet d'éviter l'erreur.

Néanmoins, Virchow a publié des observations d'ongles hippocratiques spéciaux, qu'il appelle onychogryphotiques, et qui renferment des parasites.

Dans les *Archives d'anatomie pathologique,* il parle d'une femme morte d'un cancer du sein, et dont les ongles des orteils avaient subi la transformation gryphotique,

L'un d'eux présentait une grande tendance à se séparer en

feuillets, surtout en avant; sur les côtés, l'ongle était légèrement enfoncé et séparé, cependant, du derme sous-unguéal
par une couche assez épaisse.

Cette couche était feuilletée; les feuillets se divisaient en
lames blanchâtres, alternativement opaques et transparentes.
Dans les interstices, on trouvait des amas de spores et de
mycélium.

Une deuxième observation de Virchow se rapporte à un
homme mort de phtisie, et qui présentait des ongles courts
et très épais, avec des masses considérables de champignons.

« Ces foyers de champignons avaient une teinte d'un gris
rosé, due sans doute à la malpropreté des doigts.

» Les champignons formaient également, dans ce cas, une
masse située en arrière et entre les lamelles feuilletées. »

Dans ces quelques lignes de Virchow, l'ensemble des altérations parasitaires est évidemment indiqué; mais l'étiquette
manque, et l'auteur allemand, avec une sage réserve, sans
doute, n'indique pas si le parasite incriminé est le tricophyton
tonsurans ou l'achorion Schœnleinii. Baum et Meissner pré-
tendent avoir trouvé aussi un champignon dans les ongles
gryphotiques d'un homme de quatre-vingts ans. Ils ne peuvent spécifier la nature de ce parasite.

Le diagnostic est certainement plus facile à établir avec les
altérations unguéales liées aux dermatoses non parasitaires;
j'ai nommé, parmi les plus importantes, le psoriasis et l'eczéma.

Le psoriasis unguium n'est pas une rareté clinique, et pour
le caractériser en quelques mots, nous citerons les paroles
d'un auteur, autorisé en la matière, Biett. « Il existe, dit cet
auteur, une altération des ongles qui coïncide surtout avec
le psoriasis guttata. La maladie gagne la matrice de l'ongle;
il se contourne, se couvre d'aspérités, devient inégal et lamel-

leux. » Le même auteur ajoute : « Cette complication accompagne fréquemment le lichen, qui pénètre la racine de l'ongle. »

M. Hardy insiste surtout sur l'existence de rainures profondes sur les ongles psoriasiques.

Dans un cas de psoriasis unguéal que nous avons eu l'occasion d'observer à l'hôpital Saint-André, ces rainures profondes de la face dorsale de l'ongle nous ont surtout frappé.

Un autre malade de la salle 15, ayant un psoriasis invétéré remontant à dix ans environ, offrait à la plupart des orteils des ongles amincis, transparents, avec des cannelures très profondes.

Nous croyons donc, avec la majorité des auteurs, que les caractères les plus saillants du psoriasis unguium sont les suivants : d'abord l'amincissement et l'état pointillé, puis les rainures profondes et la chute complète de l'ongle dans les poussées aiguës.

Ces caractères ne se retrouvent certainement pas dans les onychomycoses, où ces organes sont en général épaissis, évidemment striés, mais avec une coloration spéciale, et sans offrir d'une façon caractéristique des rainures aussi profondes.

Enfin, l'existence des parasites doit toujours être mise en avant.

Quant à l'eczéma unguium, il est bien moins connu et plus rare. Il est vrai que beaucoup d'auteurs l'ont confondu avec le psoriasis, notamment Devergie.

L'ongle frappé par l'eczéma se rapproche certainement plus des onychomycoses que l'ongle psoriasique. Il est, en effet, caractérisé par une déformation de l'organe, qui s'épaissit à l'extrémité libre, devient opaque, et tend à se diviser en une série de lames épidermiques. En un mot, l'ongle s'accroît considérablement par des couches transversales; il devient plus corné.

Pour établir nettement son diagnostic, il faut examiner deux cas : ou bien l'eczéma unguéal existe chez un sujet ayant l'eczéma des pieds, des mains ou de toute autre région du corps, ou bien il se présente comme lésion unique, isolée.

Dans la première hypothèse, le diagnostic peut se faire sans hésitation, car on peut suivre pour ainsi dire pas à pas la poussée eczémateuse du côté des ongles.

Dans un remarquable article de *l'Union médicale* (1887), M. Deligny nous indique ce processus :

« Lorsque les lésions eczémateuses arrivèrent aux ongles, la matrice unguéale se tuméfia, elle devint rouge, œdématiée, douloureuse, saillante, et cette inflammation s'étendit au rebord cutané périonyxique.

» En même temps, l'ongle devint un peu douloureux à la pression, paraissant soulevé sur son lit; puis ce soulèvement s'accusa davantage; la surface de l'angle, n'étant plus convexe présenta des sillons transversaux assez profonds et ayant l'aspect de fissures.

» En outre, cette surface perdit son aspect poli et brillant; elle devint terne et comme brouillée.....

» Il fallut plus de trois mois pour qu'un ongle entièrement sain eût remplacé l'ongle altéré. »

Avec une évolution aussi nette, on ne peut évidemment pas songer aux lésions parasitaires. Mais il y a des cas frustes où il est bien difficile de se prononcer sans examen microscopique.

Parfois l'eczéma n'envahit pas l'ongle proprement dit, mais s'arrête au bord cutané périonyxique; c'est la forme appelée l'eczéma périonyxique, forme assez fréquente.

D'autre part, le Dr Gaucher a observé un malade dont les ongles des dix doigts des mains sont atteints, et qui n'a que trois petites plaques d'eczéma sur tout le corps.

L'eczéma unguéal, en tant que lésion unique, est rare. M. Deligny n'a pu observer que trois cas sur plusieurs centaines d'eczémateux.

M. le Dr Fayard m'a montré dans sa clientèle, à Niort, un vieillard obèse atteint de lithiase biliaire, qui avait les ongles de plusieurs doigts épaissis, fissurés, et dont le bord libre était stratifié.

Il avait eu, longtemps auparavant, quelques plaques d'eczéma à la face.

Dans les cas purs d'eczéma des ongles, alors même que le repli sus-unguéal et les sillons latéraux n'offrent aucune altération, on remarque que les lésions marchent non pas du bord libre vers la lunule, mais bien de la partie basale vers l'extrémité, qui peut être encore intacte, alors que l'extrémité adhérente de l'ongle est profondément altérée.

Dans deux cas observés par M. le professeur agrégé Dubreuilh, ce caractère était particulièrement net et saillant.

L'examen microscopique, dans de telles circonstances, est utile pour trancher le débat avec les onychomycoses.

Les ongles eczémateux présentent la lame cornée unguéale proprement dite épaissie, mais sans altération anatomique, tandis que les cellules épithéliales du lit de l'ongle sont profondément modifiées et dégénèrent en vésicules énormes contenant un liquide séreux ou muqueux.

Du reste, les parasites font complètement défaut.

En somme, si l'eczéma unguium peut, par son aspect macroscopique, se rapprocher de l'ongle parasitaire, il s'en éloigne par les caractères histologiques. Enfin, le processus d'envahissement est diamétralement opposé dans les deux cas,

Une lésion analogue par son évolution anatomique est l'hyperkératosis sub-ungualis de von Hebra, ou hyperkératose sous-unguéale, sur laquelle a insisté cet auteur en 1887.

Cette affection, véritablement exceptionnelle, est caractérisée ainsi qu'il suit : Tous les ongles sont atteints; entre eux et le tissu conjonctif sous-jacent, s'est accumulée une masse grise ou vert-brunâtre dont l'épaisseur varie de un à cinq millimètres.

Elle soulève l'ongle, qui se trouve refoulé en arrière, tandis que son bord libre le dépasse et se recourbe d'arrière en avant.

Les lésions élémentaires portent sur l'épiderme, qui est épaissi et dont la couche cornée est en voie d'accroissement.

Elle s'étend de la pointe vers la base de l'ongle. L'ongle lui-même est plus ou moins altéré, suivant que la maladie est plus ou moins ancienne; au début, sa couleur seule se modifie, devient plus sombre; plus tard, sa surface se fendille et prend l'aspect lamelleux; cette altération peut s'étendre jusqu'à la limite de la lunule.

D'après von Hébra, aucune cause appréciable ne peut expliquer la production de telles lésions. La recherche des parasites végétaux dans les masses épidermiques n'a donné que des résultats négatifs. La guérison a été obtenue par dix-huit séances de cautérisation, pratiquée après anesthésie locale imparfaitement obtenue.

En tout cas, on ne peut établir de confusion entre cette affection unguéale et les onychomycoses; un simple rapprochement était possible.

D'autres dermatoses peuvent s'étendre jusqu'au système unguéal et produire des lésions comparables à celles que déterminent les parasites.

Dans le pityriasis rubra pilaire, les altérations des ongles offrent une certaine analogie avec les onychomycoses. La description de Besnier est la plus complète à ce sujet.

Voici, d'ailleurs, ce que dit cet auteur : « L'ongle s'épaissit dans sa moitié ou son tiers inférieur; il change de consistance, prend l'aspect du tissu moelle de jonc, est rejeté en arrière par l'hyperplasie du lit qui se tuméfie, devient visible, faisant au-dessus et en arrière de la pulpe un bourrelet exfoliant, dont le dos est indistinct de la face adhérente de la lame cornée; tout cela, avec l'intégrité typique de la région matriciale, sans décollement ni chute. »

Besnier ajoute « qu'il n'a jamais vu de lésions véritables de l'implantation unguéale, et que, lorsqu'il survient une altération des bords latéraux, c'est accidentellement et secondairement, du fait des lésions péri-unguéales, dans les cas exceptionnels où l'extrémité du doigt s'exfolie ».

Par certains caractères (épaississement, bourrelet exfoliant, etc.), les ongles pityriasiques ont de l'analogie avec ceux qui sont infiltrés par les parasites.

Mais on a toujours, pour se guider, des altérations cutanées concomitantes et l'examen histologique. Dans d'autres cas de pityriasis, dont la nature n'est pas bien déterminée, Rayer a vu des exfoliations des ongles, puis leur chute.

La Lèpre peut aussi offrir des altérations unguéales qui appartiennent au groupe des léproïdes furfuracées.

Les ongles participent à la lésion de l'épiderme : ils se décolorent, perdent leur poli, deviennent rudes et squameux. Leur cohésion diminue peu à peu ; leurs lames se disjoignent, ils se fendent, puis leur chute spontanée s'opère.

Le diagnostic de telles lésions se produisant secondairement n'est pas difficile à établir, et nous ne trouvons là, d'ailleurs, qu'une vague ressemblance avec le processus qui préside aux altérations unguéales parasitaires.

Maintenant, nous croyons qu'il serait superficiel d'insister encore ici sur le diagnostic avec les lésions unguéales qui se manifestent dans d'autres dermatoses. Leur coïncidence avec des altérations de la peau ou des annexes permet, dans la majorité des cas, d'éviter l'erreur.

Nous allons nous consacrer plutôt à la partie vraiment difficile de ce diagnostic, qui a pour but de distinguer par des caractères cliniques et histologiques les deux grandes onychomycoses.

— L'ongle tricophytique, avons-nous dit, se caractérise par son épaisseur qui peut atteindre cinq millimètres.

Il se divise généralement en deux couches, dont la superficielle est compacte, friable et en moelle de jonc.

Sa surface, teintée en jaune brunâtre par places, est parcourue par des bosselures et des inégalités.

- Les régions péri-unguéales ne présentent, ordinairement, pas de tuméfaction ou d'épaississement.

La lunule est assez souvent respectée ; en tout cas, elle n'est jamais atteinte isolément, car les lésions vont du bord libre vers la partie basale. Le tricophyton fait son invasion par les bords, par les couches cornées superficielles.

Dans le favus des ongles, l'épaississement de l'organe n'est pas aussi considérable que dans le cas précédent.

La coloration observée n'est pas exactement semblable et tire davantage sur le jaune ; on n'y constate pas ces petites traînées jaunes-brunâtres, si communes dans la tricophytie.

L'onychomycose favique ne se distingue pas par des bosselures superficielles, saillantes et en dos d'âne, mais plutôt par des fissures profondes, qui divisent l'ongle en segments.

L'ongle favique s'érode et s'use peu à peu, et le travail d'usure marche du lit unguéal vers la périphérie.

C'est là un point important à faire ressortir : tandis que

dans la tricophytie il se fait par les lames cornées superficielles, dans le favus, au contraire, les lésions débutent par le lit unguéal sur lequel on trouve le dépôt parasitaire.

Nous avons indiqué déjà le mode d'invasion de l'ongle par l'achorion, qui pénètre entre la couche cornée et le derme sous-unguéal.

« C'est aussi le propre du favus, dit M. Vidal, d'attaquer jusqu'au bulbe sans arriver jusqu'au cheveu. On le trouve presque dans le derme, d'où la rougeur et l'inflammation de la peau, l'alopécie avec cicatrice. Sur l'ongle, on voit des effets analogues. »

Le favus se développe surtout sous l'ongle, entre le derme sous-unguéal et la couche cornée de l'ongle, tandis que le tricophyton fait son invasion par les bords, par l'extrémité libre.

Plus superficiel que l'achorion, le tricophyton peut pénétrer rapidement à travers toutes les lamelles unguéales : c'est ce qui explique d'ailleurs pourquoi il marche si vite en besogne, c'est-à-dire vers la destruction de l'ongle.

Dans le favus, la prolifération se fait sous l'ongle, dans le derme sous-unguéal et dans les parties molles. Le derme périunguéal peut être atteint; dans une observation que nous publions, il y a tuméfaction du repli épidermique et exulcération au fond du sillon.

Le favus affecte donc, dans les régions unguéales, une marche spéciale : son action se fait sentir lentement et reste plus limitée que dans la tricophytie.

Il faudrait, en somme, retenir de ces faits que les deux parasites ont un siège d'élection différent : dans les ongles l'achorion s'installe au niveau du derme sous-unguéal, tandis que le tricophyton infiltre peu à peu l'organe dans toute son épaisseur. On ne doit pas, cependant, trop insister sur cette localisation différente des deux parasites.

Des expériences de M. Vidal, en collaboration avec M. Marfan, ont bien cherché à établir que l'achorion pénétrait dans les profondeurs du derme, n'avait pas besoin de vivre au contact de l'air, était un anaérobie, tandis que le tricophyton tonsurans ne pénétrait jamais dans le derme, vivait toujours au contact de l'air, était un aérobie.

La conduite des deux parasites serait la même à l'égard des poils et des ongles.

Mais, tout récemment, M. Campana a eu l'occasion d'observer une femme présentant un grand nombre de lésions dues au développement du tricophyton tonsurans.

Sur tout le corps existait une éruption papulo-squameuse ; les ongles des orteils étaient déformés, et tant dans les squames de l'éruption généralisée que dans les ongles des orteils, on trouvait en abondance le mycélium du tricophyton.

Elle présentait en même temps une tumeur, dont l'auteur n'indique pas le siège, recouverte d'un épiderme normal. Dans toute l'épaisseur de la tumeur, on trouvait en abondance le tricophyton tonsurans, sous forme de filaments mycéliens courts et de spores en amas. Les cultures sont encore venues confirmer la nature du champignon parasite.

On ne peut donc, en thèse générale, invoquer le siège des parasites, comme élément de différenciation.

L'examen microscopique va-t-il nous éclairer davantage, et nous donner les moyens de distinguer plus nettement ces deux processus parasitaires ?

Il est évident que l'achorion Schœnleinii, et le tricophyton tonsurans ont une structure qui leur est particulière.

Quoique constitués essentiellement tous les deux par des filaments mycéliens et des spores, il est cependant possible de les distinguer dans les poils notamment.

En est-il de même dans les ongles?

Un ongle parasitaire étant donné, sans aucun renseignement clinique, est-il possible d'affirmer, au microscope, qu'il est infiltré par le tricophyton tonsurans ou l'achorion de Schœnlein?

Nous ne croyons pas qu'il soit possible d'affirmer une telle assertion dans la majorité des cas.

Dans son étude consciencieuse, M. Vidal insiste beaucoup sur l'existence dans la tricophytie, de spores petites (2 à 4 micro-millim.), arrondies, très réfringentes, se distinguant facilement des spores beaucoup plus irrégulières et plus grosses de l'achorion (4 à 5 micro-millim.).

D'après lui, le mycélium est assez rare dans l'ongle tricophytique, tandis qu'il est très abondant pour l'achorion. Le micélium du tricophyton est articulé beaucoup plus que celui de l'achorion.

Nous avons eu l'occasion de faire de nombreux examens histologiques des ongles de nos trois malades, atteints d'onychomycose tricophytique, les résultats, nous devons le dire, n'ont pas été concordants. Dans les deux premiers cas, les éléments sporulaires font absolument défaut.

Dans l'observation V, il est question de filaments mycéliens, peu ramifiés, avec de rares cloisons.

En examinant attentivement les tubes, on y trouve un début de segmentation, qui n'est qu'une ébauche de division en conidies.

Dans l'observation VI, nous signalons un réseau très abondant de filaments, mais il n'y a aucune trace de spores.

D'autre part, dans les fragments d'ongles tricophytiques, communiqués par M. H. Fournier, nous avons constaté l'existence de longs filaments ramifiés dans tous les sens, d'un diamètre de quatre à cinq μ, avec de véritables chapelets de spores arrondies.

Dans de magnifiques préparations de favus unguéal, nous avons trouvé des filaments onduleux, fréquemment ramifiés, de deux à trois μ de diamètre les uns, de quatre μ les autres.

En même temps se dessinent de véritables chapelets de spores, assez irrégulières, de cinq à six μ de large et cinq à huit μ de long, formant parfois des amas.

Entre ces deux dernières préparations la différence n'est pas considérable, et il serait absolument impossible à un observateur non prévenu de poser un diagnostic précis.

Aussi, nous croyons qu'en présence de ces résultats, il serait un peu téméraire de vouloir différencier, au point de vue histologique, le favus et la tricophytie des ongles.

Le diagnostic général d'onychomycose peut toujours être accepté sans conteste, lorsqu'on découvre dans le champ du microscope des éléments parasitaires quels qu'ils soient.

On est en droit de préciser davantage dans le sens du favus ou de la tricophytie, si on se trouve en présence de lésions de même nature en d'autres points de l'économie.

Nous reconnaissons d'ailleurs que, pour l'œil exercé du dermatologiste, l'onychomycose tricophytique et favique ont chacune leur cachet propre au point de vue clinique.

L'examen histologique nous paraît, dans tous les cas, d'une importance capitale, car s'il ne peut toujours fournir la nature exacte de l'élément parasitaire, il indique du moins avec précision qu'il s'agit d'une onychomycose proprement dite.

Ce point est déjà essentiel puisque les lésions que nous étudions sont rarement isolées et coïncident avec des altérations des poils ou de l'épiderme qui ne laissent jamais place au doute.

Ainsi, par son évolution lente, sa date déjà ancienne, sa coloration spéciale, sa coexistence avec un favus du cuir chevelu par exemple, l'onychomycose favique offre un type clinique, qu'on ne peut vraiment contester.

Il en est de même de la tricophytie unguéale, qui est révélée parfois grâce à un érythème spécial.

Aussi les recherches les plus minutieuses doivent être faites dans toutes les directions pour chercher à établir d'une façon précise un diagnostic aussi délicat.

Quant à nous, nous nous tiendrions pour satisfaits, si nous avions réussi à présenter deux types suffisamment nets et bien caractérisés de ces curieuses lésions.

DEUXIÈME PARTIE

———

De la Pelade unguéale.

Les altérations unguéales dans la pelade n'ont pas attiré de bonne heure l'attention des observateurs.

Ce n'est pas que les cas de ce genre fassent absolument défaut ; mais les descriptions, disparates et sans détails suffisants,. avaient passé inaperçues en dermatologie.

Tout récemment, ce point si curieux de la pathologie unguéale a été mis vivement en lumière à Bordeaux même par MM. Arnozan et Segay.

C'est en nous aidant tout particulièrement des documents si précieux fournis par l'école bordelaise que nous essaierons d'esquisser le tableau des lésions unguéales dans la pelade.

Toutefois, la nouveauté même du sujet, le petit nombre de faits publiés jusqu'à ce jour, nous imposent une marche différente de celle que nous avons déjà suivie.

Nous allons donner la première place aux observations, et c'est en les analysant soigneusement que nous établirons notre étude clinique de l'ongle peladique.

OBSERVATIONS

La plus ancienne observation de ce genre est celle qui est relatée dans le *Traité théorique et pratique des maladies de la peau*, de Rayer (1835). Elle appartenait à P. Franck.

OBSERVATION I

Nous venons de voir, dit P. Franck, un homme jeune atteint d'une alopécie générale.

A part une maladie vénérienne dont il est guéri depuis treize ans, il n'a jamais été malade, et, aujourd'hui, sa santé ne paraît nullement altérée.

Cependant, il y a déjà deux mois qu'il a entièrement perdu sa barbe, presque tous les cheveux, les cils et les poils du pubis.

Les ongles sont privés de vie et rongés par une sorte de boue sèche.

Aucune altération de l'état général.

OBSERVATION II

(Cas publié par Bazin dans son *Traité des affections cutanées parasitaires*.)

Le microsporon Audouini ou de la pelade, comme les autres champignons des teignes, peut vivre aux dépens des poils, de l'épiderme et des ongles.

Un médecin de la ville m'a fait conduire au dispensaire de l'hôpital Saint-Louis l'enfant de sa bonne, petit garçon de dix à douze ans, affecté d'une pelade ophiasique depuis trois mois.

La tête de cet enfant est couverte de plaques dénudées ; sur deux doigts de la main droite s'observe une notable altération de l'ongle, qui se rapproche beaucoup de celle produite par le tricophyton.

A son extrémité libre, les stries longitudinales sont séparées et l'ongle fait brosse; sur le corps de l'ongle, on remarque, sous la lame superficielle, de petites taches jaunes dirigées dans le sens des stries longitudinales.

Le microscope nous apprend que ces taches sont formées par le microsporon Audouini, qui se présente d'ailleurs avec une richesse remarquable sur tous les cheveux que nous avons soumis à l'examen microscopique.

OBSERVATION III

Exemple curieux de chute des ongles, recueilli dans un ouvrage posthume de François Arago, *le Tonnerre*.)

M. Rihouet, capitaine de frégate, remplissait les fonctions de second sur le vaisseau de ligne *le Golymin*, lorsque ce navire fut foudroyé.

M. Rihouet reçut plusieurs blessures à la tête.

« Le lendemain, dit ce capitaine de frégate, lorsque je voulus me raser, je trouvai que la barbe ne se coupait pas : elle s'arrachait sous l'action du rasoir.

» Depuis ce jour, elle a complètement disparu.

» Les cheveux, les cils, les sourcils et enfin tous les poils du corps tombèrent successivement. Depuis lors, je suis resté entièrement épilé. Pendant l'année 1813, les ongles des mains s'en allaient par écailles; ceux des pieds n'éprouvèrent aucun changement visible. »

Dans ce cas, il s'agit, comme on le voit, d'une pelade ophiasique qui se serait produite sous une action trophonévrotique, et où les ongles auraient été frappés en même temps que toutes les annexes de l'épiderme.

Le 12 février 1886, Tyson a communiqué à la Société clinique de Londres un cas de chute des ongles dans la pelade :

OBSERVATION IV

Il s'agit d'un cordonnier, âgé de quarante-quatre ans, qui dormait une nuit dans les combles d'une maison, lorsqu'il fut réveillé en sursaut par un violent coup de tonnerre. Deux ou trois jours après, ses cheveux commencèrent à tomber, et, en deux semaines, il perd tous les poils du corps et, de plus, les ongles des pouces et des gros orteils. Sept ans après, les poils n'avaient pas repoussé.

OBSERVATION V

Un cas très intéressant d'altérations unguéales est signalé par Besnier et Doyon dans une note ajoutée au traité de Kaposi : « Il s'agit d'un cas d'alopécie aiguë, généralisée, complète, survenant chez un sujet atteint de goitre exophtalmique, dans laquelle les ongles étaient finement pointillés dans toute leur étendue à la manière de la plus fine dentelle, sans avoir perdu leur adhérence et sans être en aucune façon mycosiques. »

Le malade, présenté à la Société de Médecine de Bordeaux par MM. Segay et Arnozan, offre des altérations bien plus curieuses à étudier. Voici son observation, résumée d'après la publication du *Journal de Médecine de Bordeaux* (juillet 1888) :

OBSERVATION VI

J. L..., garçon de recettes, âgé de quarante et un ans, est un homme bien portant. A la suite de marches prolongées, il a éprouvé des douleurs dans la région lombaire pouvant faire craindre un début de maladie spinale.

A part ces incidents et une assez forte bronchite, il y a six ans, jamais de maladie sérieuse.

Il a eu trois écoulements blénorrhagiques (à 16, 18 et 23 ans), mais semble avoir échappé à la syphilis.

Sur le gland, une petite crête de coq, mais ni chancre ni bubon.

Au côté droit du cou, la cicatrice d'une adénite suppurée.

Son grand-père maternel aurait perdu tous ses ongles ; il a le souvenir très précis qu'on parlait souvent de ce fait dans sa famille, sans qu'il l'ait lui-même constaté et sans qu'il en connaisse les détails.

Père de deux enfants en bonne santé, il en a perdu un de méningite.

Sa femme a fait deux fausses couches, l'une avant, l'autre après ses accouchements normaux.

Elle est sujette à de fréquentes poussées d'érysipèle de la face ou du cuir chevelu ; de là, une chute habituelle et exagérée de ses cheveux, mais d'une façon irrégulière qui ne rappelle en rien la pelade.

Ce sujet a une bonne hygiène, fume modérément, n'est pas alcoolique.

L'affection pour laquelle il est venu demander des soins consiste dans la perte de dix-huit ongles et la chute des poils sur divers points du corps.

Au mois de février 1887, il vit des stries longitudinales se former sur les ongles des mains; puis sans douleurs, sans aucun phénomène subjectif, sans aucune circonstance extérieure appréciable, ceux-ci se détachèrent, chacun d'eux tombant entier, d'une seule pièce, et laissant au-dessous de lui comme le rudiment d'un ongle qui recommencerait à pousser.

Les chutes ont eu lieu dans l'ordre suivant : les annulaires, les petits doigts, les médius, les pouces, les index; elles survenaient ainsi symétriquement et commençaient indifféremment, pour chaque paire de doigts, par le droit ou par le gauche.

Bientôt après, dit le malade, les ongles des orteils commencèrent à grossir et à noircir; puis, un jour, après avoir pris un bain de pied, en s'essuyant, il garda à la main l'ongle du gros orteil.

Cet ongle s'était détaché sans violence, naturellement et en entier.

Quelques jours après, l'ongle symétrique tombait à son tour.

Ceux des autres orteils suivirent, mais sans doute avec moins de régularité que ceux des doigts, car, tandis que le pied droit n'en possède plus aucun, le troisième et quatrième orteil gauche possèdent chacun le leur.

Enfin, il y a trois mois, le malade s'est aperçu qu'il avait perdu les poils de la barbe sur une assez large surface de la région sus-hyoïdienne, et, s'étant fait raser, il a découvert auprès du menton deux autres plaques plus petites.

Comme celle des ongles, cette chute des poils s'est accomplie spontanément et sans douleur.

Etat actuel. — Les régions unguéales des mains attirent d'abord l'attention.

Elles sont toutes semblables les unes aux autres, et la même description peut s'appliquer à chacune d'elles, car, quelle que soit la date de la chute, l'ongle n'a pas repoussé, et la surface est restée ce qu'elle était à ce moment. La plus grande partie du lit de l'ongle est revêtue d'un épiderme d'aspect normal sans squames, sans suintement, sans épaississement. La peau a seulement une teinte un peu plus rouge que les parties voisines; sur les côtés, elle se continue insensiblement avec la peau de la phalangette, le sillon latéral de l'ongle étant à peu près effacé.

Vers la partie supérieure, dans une région un peu plus étendue que la lunule, elle se recouvre de petites paillettes d'aspect corné, assez adhérentes; et tout à fait en arrière enfin, existe une plaque demi-circulaire, grande comme un grain de café, d'aspect corné, adhérente dans toute son étendue, qui, d'une part, se confond avec les petites paillettes, et, d'autre part, s'enfonce sous le repli épidermique de la matrice resté normal dans sa partie supérieure.

C'est là tout ce qui représente l'ongle, représentation bien imparfaite, car cette plaque n'a point la consistance voulue; elle se déprime sous la plus légère pression et donne tout au plus la sensation d'un très mince parchemin.

Le malade ne souffre pas; il n'éprouve au bout des doigts ni picotements ni fourmillements; il n'a pas la sensation d'onglée ou de doigt mort. Rien d'anormal à la sensibilité à la piqûre.

Il avoue cependant que les sensations sont un peu moins nettes sur l'extrémité libre de la phalangette, le lit de l'ongle et les parties voisines.

La sécrétion sudorale n'est pas altérée dans cette région.

L'examen des doigts amène à une constatation d'un autre genre.

La peau des deuxièmes phalanges semble macérée; elle est absolument dépourvue de poils et l'on ne peut apercevoir l'orifice d'un follicule.

Sauf quelques variantes de peu d'importance, tout ce qui vient d'être dit des doigts peut s'appliquer aux orteils : mise à nu de la plus grande partie du lit de l'ongle, paillettes cornées, petite lame cornée au voisinage du repli de la matrice (cette lame est cependant un peu plus grande qu'aux doigts).

Absence de poils sur les deuxièmes phalanges; arrachement facile des poils sur les premières.

A noter seulement la conservation dans un état d'intégrité complète des ongles des troisième et quatrième orteils gauches.

Les plaques dépilées de la barbe sont au nombre de trois.

La grande plaque siégeant à la moitié gauche de la région sus-hyoïdienne est ovalaire; les deux petites sont circulaires.

Toutes sont revêtues d'un épiderme pâle, décoloré, sans rougeur, sans suintement, sans desquamation.

La sensibilité à la piqûre est un peu émoussée au niveau de ces plaques.

Nous avons pratiqué quelques recherches microscopiques, dit M. Arnozan, sur des lamelles épidermiques ou unguéales, obtenues par le raclage du lit de l'ongle ou de la petite plaque parcheminée, sur des poils des phalanges ou du pourtour des plaques mentonnières : rien à signaler.

Nous pouvons rapprocher de ce fait si intéressant une autre observation fort curieuse, qui a été recueillie et mise fort gracieusement à notre disposition par M. le Dr Bompart, ex-interne des hôpitaux. La voici telle qu'elle nous a été communiquée sous le titre de *Pelade et chute des ongles* :

Observation VII (inédite).

P... (Jean), trente-six ans, tonnelier, habitant Barsac, a cinq frères bien portants et trois enfants d'excellente constitution.

Sa mère a succombé à l'âge de soixante-quinze ans, à la suite d'une hémorrhagie cérébrale, et la mort de son père doit être attribuée à la même cause.

C'est un homme très vigoureux, au système musculaire bien développé.

Il n'a pas eu la syphilis; pas de maladies graves antérieures.

Sciatique il y a sept ans; quelques douleurs rachidiennes.

Il y a cinq ans (à dater de juillet 1888), on voit apparaître trois plaques de pelade dans la barbe; en même temps, les ongles commencent à tomber : d'abord ceux des mains, ensuite ceux des pieds.

État actuel. — Ce sujet présente quatre plaques :

Une première plaque, non complètement privée de poils, irrégulière, siégeant à la région sus-hyoïdienne droite, un peu plus grande qu'une pièce de cinq francs.

Une deuxième, au niveau du maxillaire inférieur, à droite, de la grandeur d'une pièce de cinq francs, ronde et glabre.

La troisième, de la grandeur d'une pièce de deux francs, au niveau du maxillaire inférieur, à gauche.

Une quatrième, au menton, presque sur la ligne médiane, assez petite, pas complètement glabre.

Rien à noter sur le cuir chevelu, sinon une calvitie précoce, uniforme, qui se trouve également chez les frères.

Les ongles des pieds et des mains ont été frappés au même degré et présentent le même aspect :

Ongle rudimentaire, épais, d'aspect noirâtre, avec des stries cornées superposées; le plus souvent, ces stries forment un sillon au niveau de la ligne médiane, ce qui divise l'ongle en deux parties distinctes. Cet ongle rudimentaire occupe, en général, la moitié du lit de l'ongle; le reste est garni par l'épiderme, lisse, rougeâtre, sans suintement.

Ce malade présente des troubles trophiques très appréciables : sueurs locales, aspect lisse de la peau des doigts.

Rien à noter du côté de la sensibilité générale ou spéciale; rien également du côté des organes des sens.

Toutefois, les réflexes rotuliens et pupillaires sont diminués.

Pas de signe de Romberg.

Les poils et les lamelles cornées, traitées par la potasse et examinées au microscope par les docteurs Arnozan et Bompart, n'ont décelé ni spores ni filaments mycéliens.

Ces organes avaient subi une simple altération de nutrition.

Ces deux observations, qui offrent une grande similitude, sont les plus complètes qui aient paru jusqu'à ce jour.

Nous voyons, d'après ces observations, que deux types de pelade se compliquent de lésions unguéales, la pelade décalvante généralisée et la pelade en plaques.

On sait, en effet, que depuis Bazin, cette affection présente deux formes cliniques essentielles : l'une, la plus fréquente, consiste en plaques alopéciques, lisses, blanches et bien limitées; on la désigne souvent sous le nom de pelade achromateuse.

L'autre variété embrasse le système pileux tout entier; dans ces cas, plus rares d'ailleurs, tous les cheveux tombent et cette chute est bientôt suivie de la destruction des poils qui recouvrent les diverses régions de l'économie.

Dans les cas relatés par Arago, Tyson, Tood, Besnier et Doyon, les altérations unguéales coïncident avec une alopécie généralisée.

Le malades de MM. Arnozan et Bompart présentaient au contraire des plaques décalvantes isolées.

On ne peut donc avancer que les alopécies aiguës et totales s'accompagnent seules de lésions des ongles.

L'étendue des lésions sur le cuir chevelu ou ailleurs ne doit donc pas entrer en ligne de compte, car il se peut qu'avec de petites plaques alopéciques coïncident des lésions unguéales très étendues.

Chez le sujet, étudié par M. Arnozan, la chute de tous les ongles a même précédé l'apparition des plaques situées au menton et à la région sus-hyoïdienne.

Maintenant, peut-on signaler un rapport entre la rapidité de l'alopécie et l'étendue des lésions unguéales ?

Le cas de M. Arnozan n'est pas précisément en faveur de cette opinion, car à la chute totale des ongles correspondent des lésions peu importantes du système pileux.

Toutefois, dans les cas d'Arago et de Tyson, cette relation doit être indiquée.

Quant à la cause qui préside à de telles altérations, nous avouons qu'il est difficile de la dégager d'une façon positive.

L'observation de Bazin montre nettement que cet auteur croit à l'influence parasitaire, à la pénétration de l'ongle par le microsporon Audouini.

Mais l'ongle en question ressemble étrangement à un ongle tricophytique, et il se pourrait que nous ayons ici devant nous un exemple de pseudo-pelade.

Les études récentes ont en effet jeté une vive lumière sur ce point si épineux des dermatoses teigneuses.

On a décrit, avec preuves à l'appui, les tondantes pseudo-pelades.

Il se peut donc que dans l'observation à laquelle nous faisons allusion, Bazin parle de champignons qu'il a parfaitement vus; mais nous inclinons à croire qu'il s'agit plutôt du tricophyton tonsurans que du microsporon Audouini, dont l'existence est plus que douteuse.

Ce cas rentrerait dans le cadre des tondantes pseudo-pelades, avec altération mycosique des ongles.

En somme, la théorie parasitaire nous paraît devoir être rejetée, puisqu'elle ne repose sur aucune base solide, l'existence d'un parasite spécifique de la pelade restant encore à démontrer.

Une autre théorie, qui pourrait être invoquée avec plus de

logique serait celle qui assimilerait les altérations unguéales de la pelade à des troubles trophiques.

L'exemple cité par Besnier et Doyon (alopécie aiguë, dans un cas de maladie de Basedow, avec altérations unguéales) vient excellemment à l'appui de ce dire.

Il semble que les pelades se compliquant de lésions des ongles soient d'origine nerveuse.

Ollivier (1887) a soutenu énergiquement la théorie nerveuse de cette affection.

Dans une communication à l'Académie de Médecine (juin 1888), M. le professeur Leloir apporte aussi des arguments sérieux en faveur d'une théorie trophonévrotique, très vraisemblable dans plusieurs cas de pelade.

Dans nos observations succinctes d'Arago et de Tyson, l'influence nerveuse nous paraît bien évidente et les lésions unguéales rentrent tout naturellement dans la catégorie des troubles trophiques.

On sait, d'ailleurs, que la dystrophie des ongles et la chute même de ces organes s'observent souvent dans le cours des affections nerveuses, fait surtout mis en lumière à Bordeaux par M. le professeur Pitres et ses élèves.

Dans les observations de MM. Arnozan et Bompart, l'origine nerveuse n'est pas aussi nette, mais elle est probable, et l'examen des ongles n'a révélé l'existence d'aucun parasite.

Dans la savante discussion de son observation, M. Arnozan, après avoir envisagé l'hypothèse parasitaire, passe à la théorie nerveuse : « On peut opposer, dit-il, l'hypothèse d'un trouble nerveux en faveur de laquelle militent bien des considérations.

Sans parler des désordres trop vagues observés dans les organes de la vision, il faut tenir compte de la symétrie dans la chute des ongles des mains et des poils des deuxièmes

phalanges, tenir compte aussi de l'hypoesthésie des plaques
peladiques et des extrémités des phalangettes. »

Puisque jusqu'ici aucun fait ne vient détruire absolument
cette théorie trophonévrotique, nous la proposons comme la
plus vraisemblable et pouvant le mieux expliquer les cas
observés jusqu'à ce jour.

Quant aux caractères cliniques que revêtent ces lésions,
nous croyons qu'il serait encore difficile de les décrire avec
grande précision. Cependant, d'après nos observations, nous
distinguons deux types principaux de lésions unguéales : la
chute et l'usure avec effritement.

Nous devons noter qu'aucun phénomène subjectif ne révèle
au sujet l'altération qui va se produire. Il n'éprouve pas de
douleur et ne constate ni gonflement ni déformation sensibles
du côté de la matrice unguéale.

On ne peut signaler comme fréquent le changement de
coloration de l'ongle, puisque la plupart des observations
n'en font aucune mention.

Dans certaines pelades, les ongles peuvent perdre leur
couleur normale, noircir légèrement : c'est, en quelque sorte,
une ecchymose qui précède la chute de l'organe, comme il
arrive parfois dans les dystrophies liées aux affections
nerveuses.

Une autre particularité à signaler, c'est qu'à la surface de
l'ongle se dessinent des stries longitudinales très nettes.

Peu à peu l'ongle s'effrite, devient friable et disparaît, en
quelque sorte, par usure.

Dans d'autres cas, il y aurait plutôt décollement et chute
rapide de l'organe, qui laisserait au-dessous de lui le rudiment
d'un nouvel ongle.

En somme, ce qui frappe dans cette description c'est le
caractère destructif de la lésion. Dans les onychomycoses

proprement dites, les lésions ne se développent pas d'une façon aussi brusque.

Le tricophyton a bien pour caractère d'infiltrer très rapidement les lamelles unguéales, mais il ne porte pas aussi vite son action sur tout l'ensemble de l'organe, de façon à provoquer sa mort. Les ongles tricophytiques se distinguent d'ailleurs, comme nous l'avons vu, par l'épaississement de l'extrémité libre, leur coloration spéciale, leurs bosselures superficielles et la présence dans leurs lamelles de filaments mycéliens ou de spores, décelés par le microscope.

La confusion serait moins facile encore avec les ongles faviques, dont les altérations coïncident, dans la majorité des cas, avec d'autres lésions, localisées au cuir chevelu ou ailleurs, et déterminées par l'achorion Schœnleinii.

Dans la pelade, nous l'avons vu, la chute de l'ongle a lieu soit par effritement, soit par décollement; ce n'est pas ce qui a lieu pour le favus. L'achorion ne détruit pas l'ongle, même dans un espace de temps très long; il faudrait un favus indéfini pour attaquer la matrice unguéale.

Parmi les lésions unguéales liées aux dermatoses non parasitaires et pouvant simuler celles de la pelade, nous devons citer en première ligne l'eczéma unguium.

Nous entendons mettre en parallèle, bien entendu, des lésions eczémateuses limitées uniquement aux ongles, et des cas de pelade où les altérations unguéales ont précédé l'apparition des plaques alopéciques, comme en témoigne le cas de M. Arnozan.

Dans une de leurs excellentes notes, annexées au traité de Kaposi, Besnier et Doyon distinguent deux formes d'eczéma unguéal isolé :

1° L'eczéma périonyxique avec lésions unguéales subaiguës, décollement, érosion, déformations;

2° L'eczéma unguéal proprement dit: aucune rougeur apparente, altération profonde de la nutrition de l'ongle, exfoliation lamelleuse ou fibrillaire.

Nous croyons que cette dernière forme, évoluant sur l'ongle, peut prêter à bien des erreurs, et qu'il est bien difficile de porter un diagnostic précis en l'absence des lésions typiques de la pelade ou de l'eczéma.

Un fait très curieux, publié tout récemment (février 1889) par M. de la Harpe dans la *Revue de la Suisse romande*, vient d'ailleurs à l'appui de ce que nous avançons :

« J'ai vu, dit cet auteur, un cas d'eczéma des ongles qui pouvait être pris pour une onychomycose.

» Le malade, un jeune homme d'une vingtaine d'années, ne présente d'eczéma ni au corps ni aux mains, mais il porte au cuir chevelu plusieurs plaques de pelade. Depuis quelque temps, les ongles de ses mains se sont altérés, bombés, sont devenus cassants, enfin se sont ouverts par le milieu.

» La tuméfaction, le bombement en toit de maison ont été tels que l'ongle s'est rompu suivant la ligne de faîte et que les deux versants se sont séparés laissant entre eux un espace vide limité par leurs bords déchiquetés.

» Le lit unguéal à nu est fort rouge; il n'y a aucun suintement. L'affection a été qualifiée de parasitaire par un dermatologiste, et un traitement antiparasitaire (bains locaux de sublimé) a été prescrit et suivi, à vrai dire, sans succès. S'agirait-il chez ce malade, dit M. le Dr de la Harpe, d'une pelade parasitaire, et les modifications des ongles seraient-elles dues à la prolifération d'un champignon dans la substance unguéale? On sait combien la question de la nature parasitaire de la pelade est controversée. Je n'ai malheureusement pas pu rechercher par un examen microscopique la présence des champignons dans les ongles de ce malade. »

Dans cette observation, on peut croire qu'il s'agit tout aussi bien d'une pelade unguéale que d'un eczéma unguium.

Dans des cas analogues, un diagnostic absolument précis nous paraît difficile à formuler.

En présence d'une alopécie en aires et d'altérations unguéales concomitantes, on doit évidemment se rendre compte si le sujet en question n'est pas eczémateux, car nous pouvons constater que l'eczéma unguium n'est pas une rareté clinique et peut simuler à s'y méprendre les lésions observées dans la pelade unguéale.

Quant au psoriasis unguium, il ne nous paraît pas offrir une grande similitude avec ce que nous étudions.

D'abord, il existe rarement seul et se produit avec d'autres lésions typiques du psoriasis.

De plus, il est essentiellement caractérisé par l'amincissement de l'organe, les rainures transversales et l'état pointillé.

Cet état curieux des ongles dans la pelade ayant été assimilé aux peladoïdes trophonévrotiques, nous devons le comparer avec ces dystrophies unguéales observées dans les affections nerveuses.

Dans l'ataxie, comme l'ont montré les remarquables observations de Prioleau et de Domecq-Thuron, les ongles tombent spontanément et repoussent rapidement.

C'est bien là ce qu'on observe dans la pelade.

Il faut tenir compte d'abord des symptômes nerveux, spéciaux présentés par les ataxiques (on peut répondre, il est vrai, que ces sujets peuvent présenter comme les autres des plaques alopéciques).

Mais encore la marche de cette dystrophie est tout à fait spéciale au tabes.

Généralement, dans ces cas, l'ongle n'est pas atteint dans toute son étendue ; les deux tiers ou la moitié antérieure sont malades, présentant un épaississement notable et s'émiettant par le grattage.

Les ongles des tabétiques sont divisés par des sillons profonds en deux ou trois parties parfaitement distinctes, ce qui indique sans doute que, successivement, il y a eu mort sans chute d'un ou de deux ongles primitifs repoussés par un dernier venant derrière eux.

La partie postérieure de ces ongles est donc normale, tandis que la partie antérieure est altérée et d'une friabilité exagérée.

Il s'agit là d'un véritable trouble trophique sous la dépendance d'une névrite périphérique (recherches de M. le professeur Pitres), fait qui est loin d'être démontré pour la pelade.

Dans la sclérose en plaques, la dystrophie unguéale se rapproche de celle de l'ataxie, car l'ongle est divisé en deux parties bien distinctes, mais il n'y a ni épaississement ni chute de cet organe.

Dans les traumatismes, les gelures, les névrites périphériques, les ongles peuvent s'altérer et tomber, comme dans la pelade, mais l'étiologie met toujours sur la voie du diagnostic.

En somme, les altérations des ongles dans la pelade paraissent se rapprocher davantage des troubles dystrophiques que des lésions parasitaires.

Il y a, en effet, dans la pathologie unguéale deux types de lésions bien distinctes, comme l'a très bien établi M. Prioleau dans son mémoire sur les ongles dystrophiés : un type se rattachant à des lésions nerveuses centrales (sclérose en plaques) ou périphériques (gelures) et qui se rapproche beaucoup de celui de l'ataxie locomotrice, et un type dû à des affections générales ou parasitaires et qui s'éloigne beaucoup du premier type.

Les différences dans ces deux types viennent de ce que, dans le second, il n'y a pas mort d'un ongle tout entier qui serait poussé par un nouveau, et qu'enfin l'ongle de ce deuxième type semble s'user par écaillement au lieu de s'user par effritement, comme le font les ongles dont la dystrophie tient à une lésion nerveuse.

Dans la plupart des cas de pelade qui se compliquent de chute des ongles, cette lésion n'est pas irréparable ; à l'ongle tombé succède bientôt un rudiment nouveau, et, au bout d'un temps variable, l'organe se reconstitue dans son ensemble : Dans le cas de M. Arnozan, la repousse a eu lieu après quelques mois, et un nouvel appareil unguéal a pris la place de l'ancien. Nous ne croyons pas qu'il faille hâter ce processus de régénération par une intervention thérapeutique quelconque ; les agents antiseptiques et parasiticides ne seraient vraiment pas de mise ici, puisqu'il ne peut être question jusqu'à nouvel ordre d'altérations mycosiques dans la pelade.

CONCLUSIONS

I. — En dehors des nombreuses lésions unguéales, signalées dans diverses affections aiguës et chroniques, ou dans les dermatoses, il y a lieu de décrire les altérations que présentent les ongles sous l'influence parasitaire.

II. — Deux champignons, le tricophyton tonsurans et l'achorion Schœnleinii, peuvent se localiser sur ces organes et produire un état spécial d'infiltration.

III. — L'onychomycose tricophytique offre un type clinique assez net, qui coïncide souvent avec d'autres lésions analogues de la peau.

Dans le cas de lésions unguéales isolées, l'examen histologique ne suffirait pas pour poser un diagnostic précis.

IV. — L'onychomycose favique a aussi son cachet propre, et coïncide la plupart du temps avec un favus du cuir chevelu.

Le processus d'envahissement de l'achorion à travers la substance unguéale nous paraît différent de celui du tricophyton.

Mais le microscope ne peut suffire à les différencier.

V. — En tout état de cause, l'examen histologique est d'une importance capitale, car s'il ne conduit pas à la détermination exacte de l'espèce parasitaire, il peut du moins établir d'une façon précise s'il s'agit d'onychomycose.

VI. — La pelade unguéale a sa place marquée à côté des onychomycoses.

Rarement observée jusqu'à notre époque, elle paraît être sous la dépendance d'une action trophonévrotique.

On ne peut vraisemblablement lui assigner d'origine parasitaire.

INDEX BIBLIOGRAPHIQUE

ALIBERT. — *Monographie des dermatoses.* Paris, 1835.

ANCEL. — *Des ongles au point de vue anatomique, physiologique et pathologique.* (Thèse de Paris, 1868.)

ARNOZAN. — *Chute spontanée des ongles aux mains et aux pieds. Pelade de la barbe et des deuxièmes phalanges.* (*Journal de Médecine de Bordeaux*, juillet 1888.)

BAZIN. — *Affections cutanées parasitaires*, 2e édit. Paris, 1852.

BESNIER. — *Observations pour servir à l'histoire du Pityriasis rubra pilaire.* (*Annal. Dermat.*, Paris, 1889.)

BAUM. — *Onychomycosis.* (*Arch. f. phys. Heilk.*, t. XII, p. 193.)

CAMPANA. — *Tricophytie dermique.* (*Arch. für Dermat.*, 1889, p. 151.)

CRISP. — *General alopecia with microscop. sp.* (*Transac. path. Soc. London*, 71.)

DECHAMBRE. — *Dictionnaire*, art. *Favus, Tricophitie, Pelade.*

DELIGNY. — *Eczéma des ongles.* (*Union médicale*, Paris, 1887.)

DOMECQ-THURON. — *Dystrophies unguéales chez les ataxiques.* (Th. de Bord., 1883.)

DUBREUILH (W.). — *De la pelade.* (Leçon clinique, Bordeaux, 1889.)

ERCOLANI. — *Sur l'onychomycosis chez l'homme et sur le champignon parasite qui en est cause.* (*Bull. Acad. Sc. Bologne*, 1876.)

FAGGE (Hilton). — *Case of Ringworm of the Nails.* (*Path. Trans. Soc. of London*, 1870.)

FALCONE. — *Troubles des ongles d'origine nerveuse.* (*Deutsch. med. Wooch.*, 1886.)

FOURNIER (H.). — *Étude sur la tricophytie des ongles.* (*Journal des maladies cutanées et syphilitiques*, Paris, 1889.)

HARPE (DE LA). — *Revue médicale de la Suisse romande*, février 1889.

HÉBRA. — *Traité des maladies de la peau*, trad. Doyon.

HUTCHINSON. — *Psoriasis of the Nails.* (*Brit. med. Journ. London*, janv. 1887.)

KÖBNER. — *Onychomycosis tonsurant.* (*Virch. Arch.*, t. XXII.)

KÖHN (Moritz). — *Hypertrophie des ongles.* (In *Traité d'Hébra.*)

LAILLER. — *Leçons cliniques sur les teignes.* Paris, 1878.

LELOIR. — *Peladoïdes trophonévrotiques.* (*Bull. Acad. Méd.*, Paris, 1888.)

PRIOLEAU. — *Ongles dystrophiés.* (*Bull. Soc. Anat. Bordeaux*, 1884.)

PURSER. — *Two cases of Onychomycosis.* (*The Dublin Journ. of Med. Sc.*, 1865.)

RAYER. — *Traité théorique et pratique des maladies de la peau*, 1835.

Simpson. — *Lésions congénitales des ongles.* (*Lancet*, avril 1888.)

Tood (Cooper). — *Complete loss of hair of all over the head and body from cerebral injury.* (*Lancet*, 1869.)

Ulmo y Truffin. — *Considérations sur les ongles. Séméiotique, etc.* (Thèse de Paris, 1875.)

Vidal. — *Tricophytie unguéale.* (*Gaz. des Hôpitaux*, 1880.)

— *Communication sur la tricophytie.* (*Congrès de dermatologie*, 1889.)

Virchow. — *Zür normal and pathol. Anat. der Nägel.* Vürzbourg, 1835.

À LA MÊME LIBRAIRIE

Traité de Pathologie interne et de Thérapeutique, par le Dr HERMANN EICHHORST, professeur de pathologie interne et de thérapeutique, directeur de la clinique médicale de l'Université de Zurich. Traduit sur la troisième édition allemande.

> 1er volume. — **Maladies de l'appareil circulatoire,** par le Dr BUDOR, ancien interne des hôpitaux. — **Maladies du nez et du larynx,** par le Dr R. AULT, chargé de la clinique laryngologique à l'Institution nationale des sourds-muets. — **Maladies de l'appareil respiratoire,** par le Dr ALP. MARTHA, ancien interne des hôpitaux .... 140 *figures.*

> 2e volume. — **Maladies de l'appareil digestif** (bouche, œsophage, estomac, intestins), par le Dr PAUL LE GENDRE, ancien chef de clinique adjoint à la Faculté. — **Maladies des voies biliaires,** par M. BOURGES, interne des hôpitaux.— **Maladies du foie,** par M. P. TISSIER, interne des hôpitaux. — **Maladies du pancréas; Maladies du péritoine,** par le Dr R. WURTZ, ancien interne des hôpitaux. — **Maladies de l'appareil génito-urinaire,** par le Dr LEPAGE, ancien interne des hôpitaux .... 120 *figures.*

> 3e volume. — **Maladies de la peau,** par le Dr R. LABUSQUIÈRE. — **Maladies de la la moelle et maladies du bulbe,** par les Drs E. DUPRÉ et R. WURTZ, anciens internes des hôpitaux. — **Maladies du cerveau,** par le Dr F. WEISS. — **Maladies des nerfs périphériques,** par M. DUTIL, interne des hôpitaux. — **Maladies des muscles,** par le Dr R. WURTZ, ancien interne des hôpitaux .... 178 *figures.*

> 4e volume. — **Maladies du sang,** par M. P. TISSIER, interne des hôpitaux. — **Maladies de la nutrition,** par le Dr R. LABUSQUIÈRE. — **Maladies infectieuses,** par les Drs GUIRAUD, VAQUEZ, anciens internes des hôpitaux, et DUBREUILH, professeur agrégé à la Faculté de Bordeaux .... 91 *figures.*

Prix de l'ouvrage complet .... **60 fr**

BOUTTIER, ancien interne des hôpitaux. — **De la sclérodermie.** Prix. **5 fr.**

BROCA (A.), ancien interne des hôpitaux. — **Lésions cutanées des membres variqueux (Eczéma, syphilis, ecthyma),** 237 pages. Prix .... **6 fr.**

FEULARD, ancien interne des hôpitaux, chef adjoint de clinique des maladies de la peau. — **Teignes et teigneux.** (Histoire médicale. — Hygiène publique). Prix .... **5 fr.**

JACQUET, ancien interne des hôpitaux. — **Des syphiloïdes post-érosives. Étude de pathologie cutanée infantile.** Prix .... **1 fr. 50**

JEANSELME, ancien interne des hôpitaux. — **Des dermites et de l'éléphantiasis consécutifs aux ulcérations et à l'eczéma des membres variqueux,** avec deux planches en phototypie. Prix .... **5 fr.**

MÉRY, ancien interne des hôpitaux. — **Anatomie pathologique et nature de la sclérodermie.** Avec une planche en chromolithographie. Prix. **4 fr.**

ROBERT. — **De l'acné décalvante.** Prix .... **2 fr.**

THIBAUT, ancien interne des hôpitaux. — **Observations cliniques pour servir à l'histoire de la psorospermose folliculaire végétante de Darier,** avec une planche en phototypie. Prix................ **2 fr. 50**

Bordeaux — Imp. G. GOUNOUILHOU, rue Guiraude, 11.

9 782019 287214